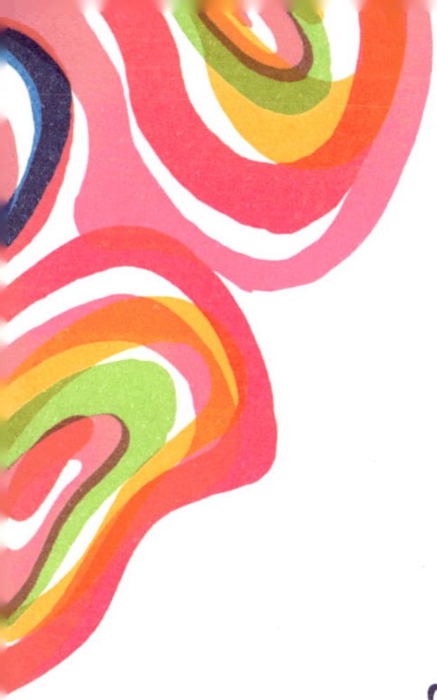

KAT MENSCHIKS

& DES PSYCHIATERS DOCTOR MEDICINAE

JAKOB HEIN

ILLUSTRIRTES KOMPENDIUM DER

PSYCHOAKTIVEN PFLANZEN

DER INFORMIERTEN LESERSCHAFT ZU IHRER ERBAUUNG ZUGEEIGNET UND MIT EINIGEN WARNUNGEN VERSEHEN

GALIANI BERLIN

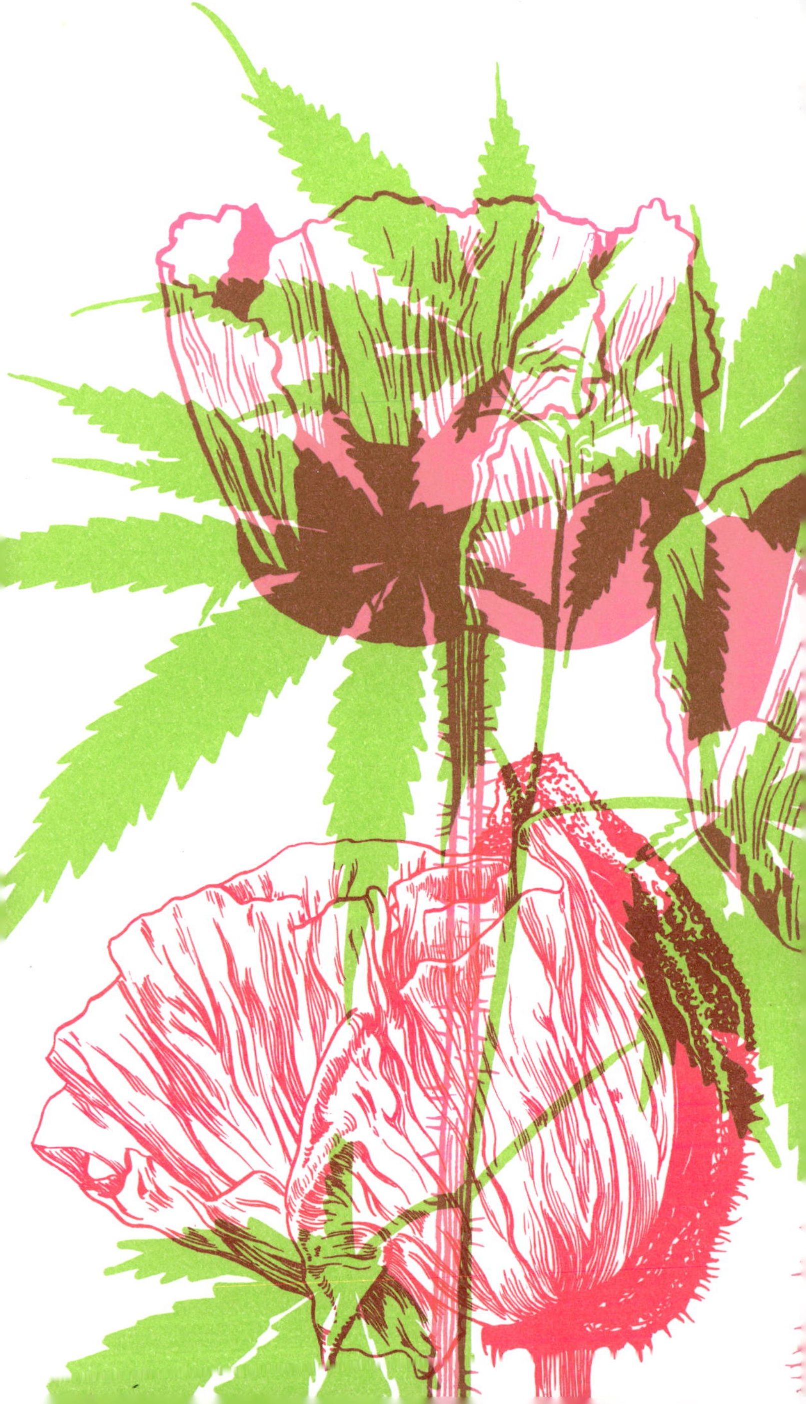

ILLUSTRIRTES KOMPENDIUM DER PSYCHOAKTIVEN PFLANZEN

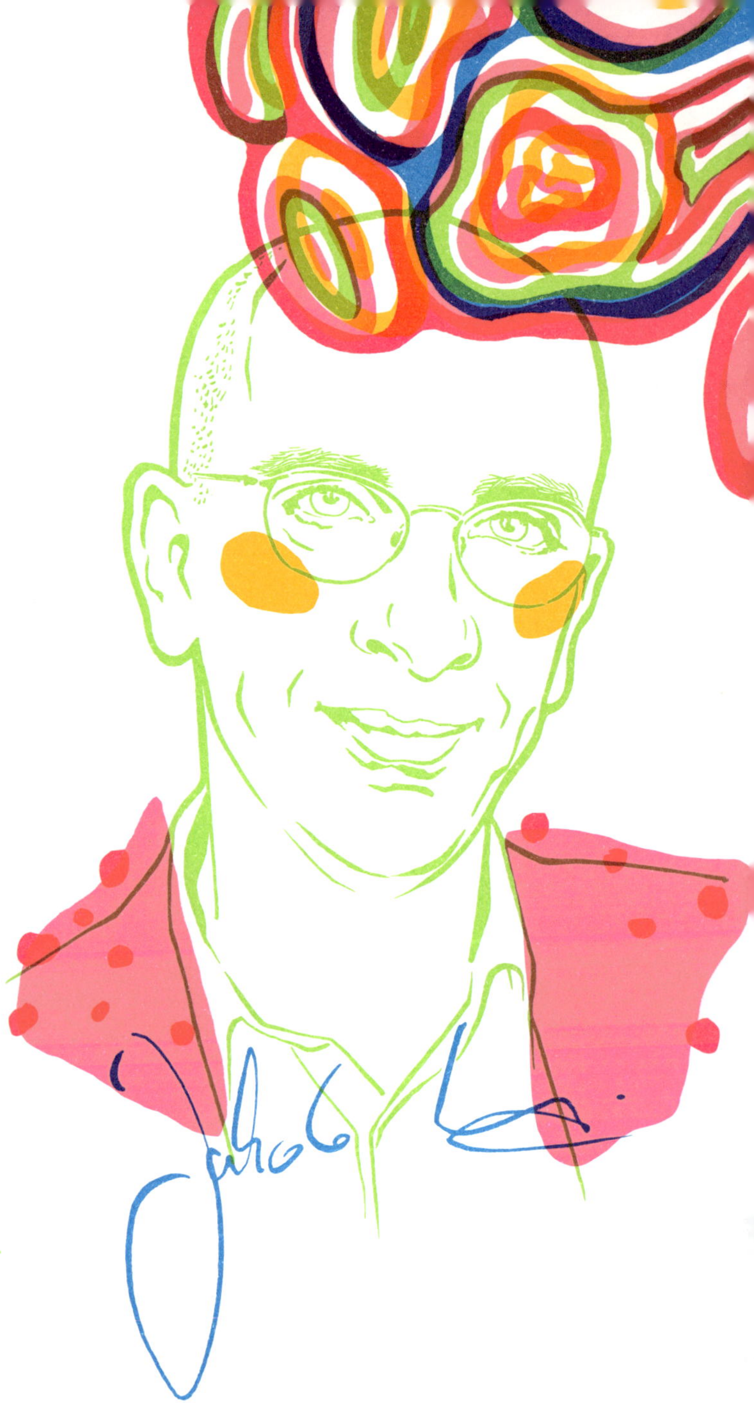

Als ich Kat Menschik in ihrem Garten besuchte und wir Kuchen aßen, schlug ich ihr vor, ein Buch gegen die Natur zu schreiben. Gerade hatte sie gemeinsam mit dem hochgeschätzten Mark Benecke das schöne *Kat Menschiks & des Diplombiologen Doctor Rerum Medicinalium Mark Beneckes illustrirtes Thierleben. Von feenhaften Glühwürmchen, schuldigen Hunden, betrunkenen Rentieren und verspielten Oktopussen* herausgegeben. Es erschien mir also an der Zeit, mit allem Respekt für den großartigen Markito, ein Pflanzenbuch danebenzustellen. Mein Vorschlag war ein möglichst schlimmes Buch über Pflanzen – schreckliche Verrisse von Brennnesseln, schlimme Rezensionen der Wicke, Verächtlichmachungen von Rosen, Kritik an der unverschämten Invasivität des Drüsigen Springkrauts. Doch Kat schaute mich verwundert an, so richtig verstand sie nicht, worauf ich hinauswollte, denn sie liebt die uns umgebende Natur, alles daran und alles darin sehr ernsthaft. Mit viel Mühe und Druck konnte ich den Namen einer Pflanze aus ihr herauspressen, die sie vielleicht etwas weniger mag als andere. Ich glaube, sie nannte diese Pflanze mehr, um mir einen Gefallen zu tun, denn aus Abneigung gegen diese Pflanze.

So entstand der Plan, stattdessen aufgrund unserer verschiedenen Berufe ein Buch über psychoaktive Pflanzen zu schreiben. Diese Idee gefiel Kat viel besser und wir beide bekamen sofort eine Vorstellung, wie so ein Buch aussehen könnte. Ich würde fachkundig etwas über jede Pflanze schreiben, Kat würde es illustrieren – fertig. Doch ich wollte nicht nur über *Cannabis sativa* und *Papaver somniferum* – die »üblichen Verdächtigen« gewissermaßen – schreiben, sondern auch über die vielen anderen psychoaktiven Pflanzen, die uns umgeben, wie Tee, Kakao, Lavendel und Johanniskraut. Und natürlich müssten auch Kapitel über den Tabak, den Salbei und den Absinth hinein. Und ich würde etwas über den Coca-Strauch und über Kat und über Betelnüsse und Muskatnüsse und Malven und den Fingerhut und die Engelstrompete und den Rittersporn und den Goldregen schreiben. Man muss die Definition einer psychoaktiven Pflanze nicht besonders eng auslegen, um auch sämtliche alkoholi-

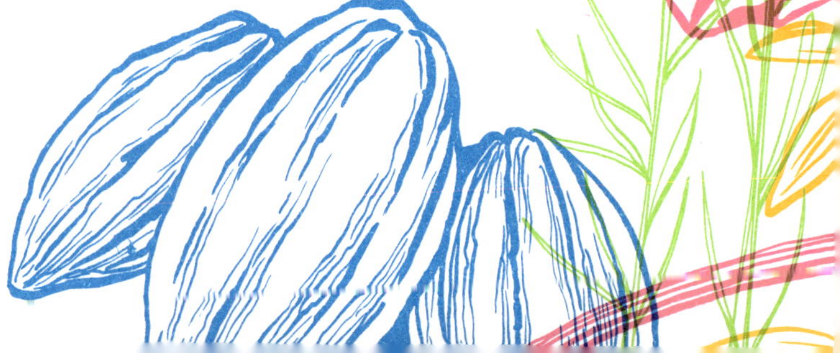

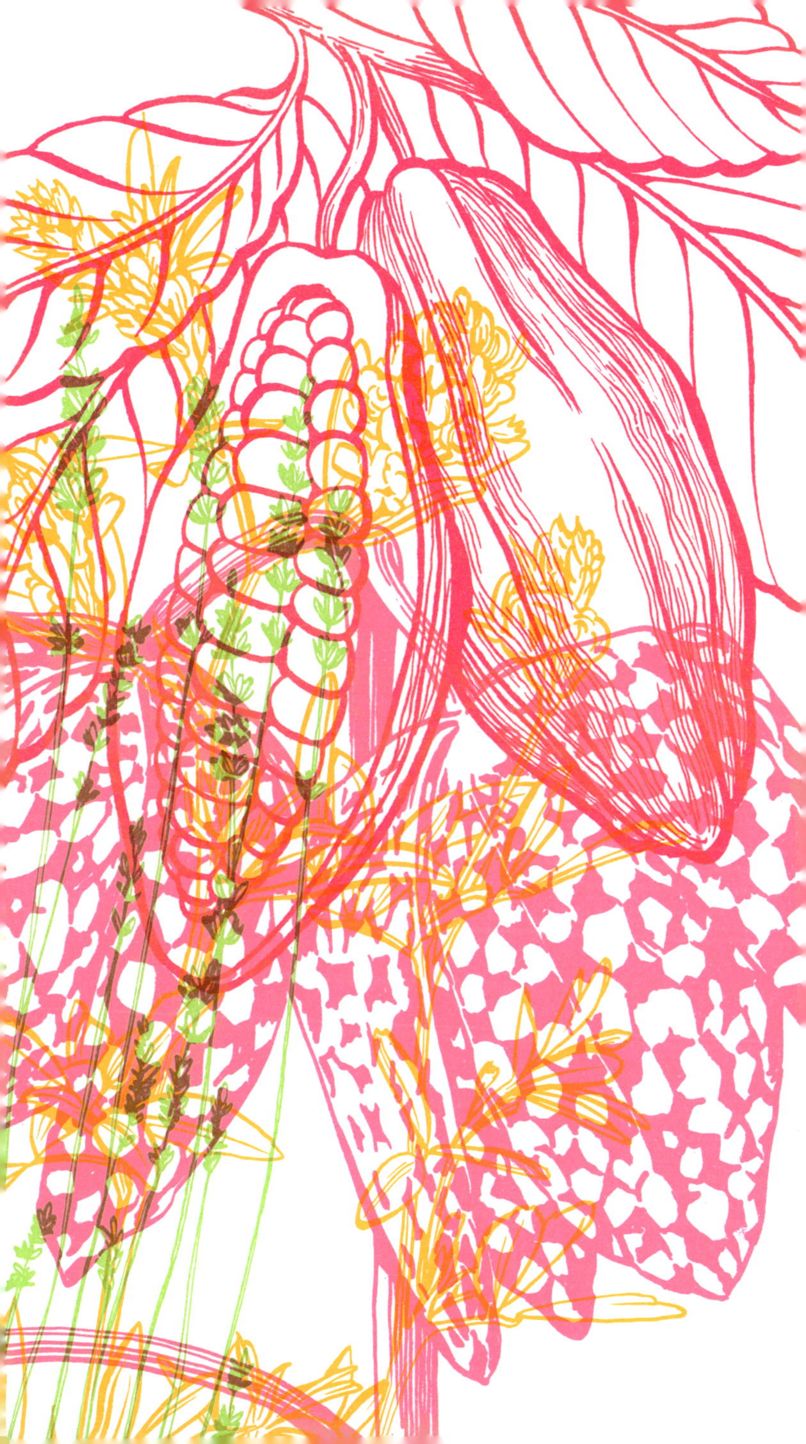

schen Getränke zu bedenken, die ja alle aus pflanzlichen Rohstoffen hergestellt werden. Uff.

In einem der Fachbücher, das ich im Weiteren für meine Recherchen heranzog, gibt es eine Übersicht aller psychoaktiven Pflanzen.[1] Auf jeder Seite sind durchschnittlich sieben Pflanzenarten erwähnt. Diese tabellarische Übersicht umfasst 81 Seiten und somit über 500 verschiedene Pflanzen. Ich bin durch meine Recherchen zu verschiedenen Schlussfolgerungen gekommen:

Erstens: Die Menschen haben zu allen Zeiten und auf allen Erdteilen auf jede erdenkliche Art Pflanzen konsumiert. Wenn durch deren Konsum irgendeine psychische Wirkung eintrat, wurde der Konsum fortgesetzt und verfeinert. Die Menschen haben die Blätter gekaut, die Wurzeln gekocht, die Samen vergoren, die Blüten geraucht, die Rinde geraspelt – was auch immer irgendeinen Effekt hatte, es wurde weiterprobiert. Und dann wurde es aufgeschrieben, in Stein gemeißelt oder in Geschichten

1 *Handbuch der giftigen und psychoaktiven Pflanzen.* M. Wink, B.E. van Wyk, C. Wink, Stuttgart 2008

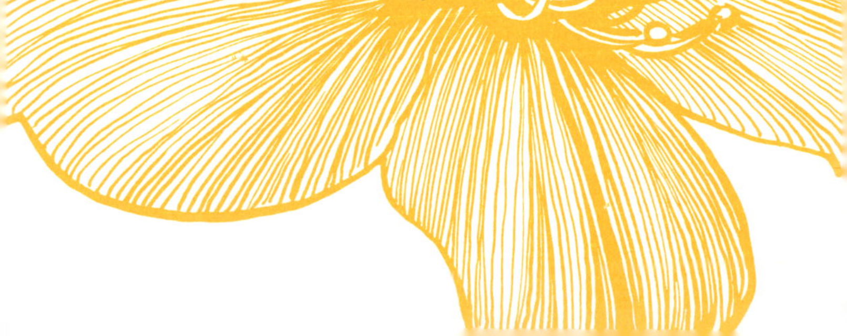

verpackt, um es der Nachwelt möglichst auf ewig zu erhalten. Der Mensch liebt den Rausch. Der Effekt wurde zwar offiziell den Göttern, den Geistern, den Vorfahren oder den Hexen zugeschrieben, aber das jeweilige Volk hörte nicht mehr damit auf, auch wenn sich immer mal wieder jemand dabei vergiftete.

Zweitens: Sehr viele Wege führen zu einem Rausch, es gibt nicht die *eine* Wirkung, die eine Pflanze hervorruft. Pharmakologisch gesehen bewirken Pflanzen, die wir »psychoaktiv« nennen, viele oft fast gegensätzliche Dinge: eine Stimulation der autonomen Nerven oder eine Hemmung derselben Systeme, sie wirken am zentralen Nervensystem oder am peripheren, sie bewirken eine körperliche Erregung mit Beschleunigung der Herzfrequenz oder eine Beruhigung bis zum Koma. Wenn *irgendetwas* im Gehirn passiert und der Konsument eine Rauschwirkung erwartet, ist er zufrieden.

Ein gutes Beispiel ist die Muskatnuss, die als geheimer, legaler Trip gilt. Pharmakologisch gesehen ist sie wenig mehr als ein solides Antidepressivum, aber ich bin mir sicher, dass erwartungsfrohe Konsumenten damit bis heute immer wieder bunte psychische Erlebnisse haben – einfach, weil sie diese suchen.

Drittens: Die psychoaktive Natur entzieht sich der wissenschaftlichen Betrachtung. Jede Pflanze enthält eine Vielzahl von Stoffen, die in der Regel nach der Pflanze selbst benannt sind oder zumindest nach der ersten Pflanze, aus der sie isoliert werden konnten, wie das beim Kokain, beim Cannabinol oder beim Thujon der Fall ist. Aber die isolierte Wirkung dieser einen identifizierten Substanz ruft im Laborversuch oft nicht die Wirkung hervor, die der Konsum dieser Pflanze hervorrufen soll. Und das scheint nicht allein mit der Erwartungshaltung der Menschen zusammenzuhängen, auch das Zusammenwirken der verschiedenen Inhaltsstoffe spielt eine wichtige Rolle bei ihrer Wirkung im menschlichen Körper.

So führt das Kauen von Coca-Blättern nur selten zu schweren Suchterkrankungen, da in den Blättern auch Stoffe enthalten sind, die der stimulierenden Wirkung des Kokains entgegenwirken. Erst wenn man das Kokain isoliert oder sogar durch

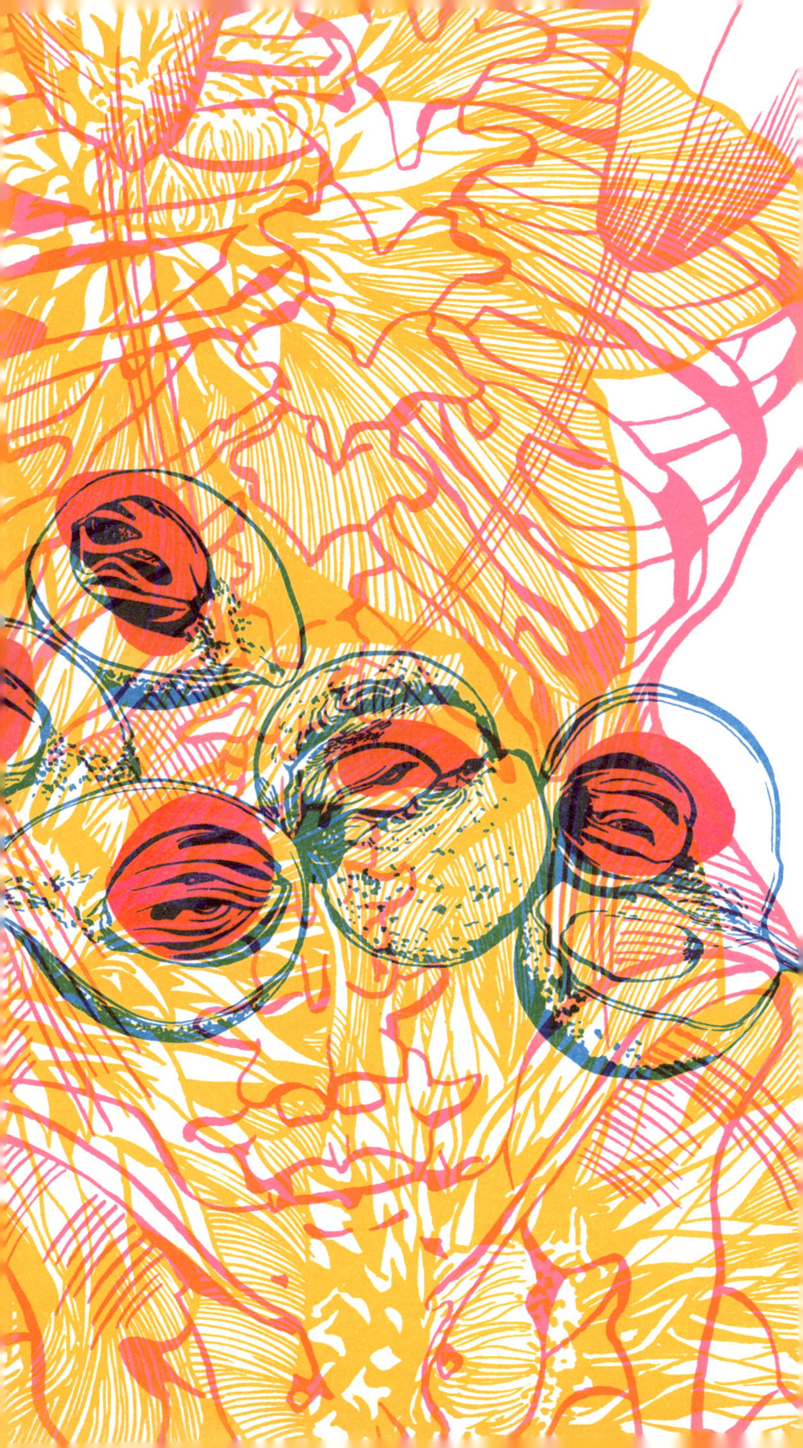

chemische Behandlungen noch stärker für den menschlichen Körper verfügbar macht, wie das bei *Freebase* oder *Crack* der Fall ist, führt der Konsum mit hoher Wahrscheinlichkeit zu schweren, Menschen vernichtenden Suchterkrankungen.

Darüber hinaus hängt die Zusammensetzung der Stoffe in der Pflanze von vielen verschiedenen Faktoren ab: Die genaue Unterart der Pflanze, der Boden, auf dem sie gewachsen ist, die Witterungsverhältnisse, der Zeitpunkt der Pflanzung und der Zeitpunkt der Ernte beeinflussen die stoffliche Zusammensetzung. Insofern kann man nie wissen, wie psychoaktiv genau die eine Pflanze ist, die man gerade in der Hand hält. Ein Blatt könnte tödlich sein oder die gesamte Pflanze völlig harmlos. Ich will es an dieser Stelle klar sagen: Ich rate vom Konsum der weitaus meisten hier erwähnten Pflanzen ab.

Viertens: Ich bin völlig frei. Es gibt so viele psychoaktive Pflanzen und so viele Erzählungen, Zeugnisse und historische Belege. Über jede einzelne dieser Pflanzen könnte man Doktorarbeiten in so verschiedenen Fächern wie Toxikologie, Pharmakologie oder Geschichte der Medizin schreiben. Es

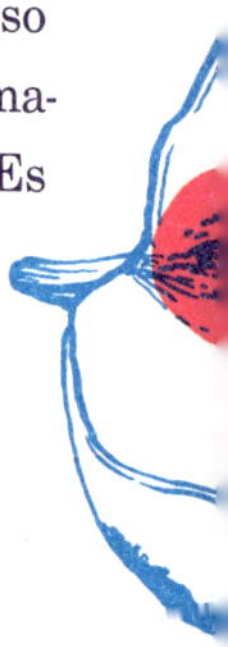

ist schlicht unmöglich, alle psychoaktiven Pflanzen hier auch nur aufzulisten, sodass ich einfach wie ein fröhlicher Gärtner einige besonders schöne ausgewählt habe.

Davon abgesehen ist meine Rolle in diesem Buch ohnehin nur die eines Background-Sängers, der hoffentlich die Hauptattraktion gekonnt zu unterstützen weiß. Völlig zu Recht wird diesem Buch Aufmerksamkeit zuteil wegen seiner großartigen und wunderschönen Gestaltung durch die Buchkünstlerin Kat Menschik, mit der ich ganz am Anfang im Garten saß und Kuchen aß.

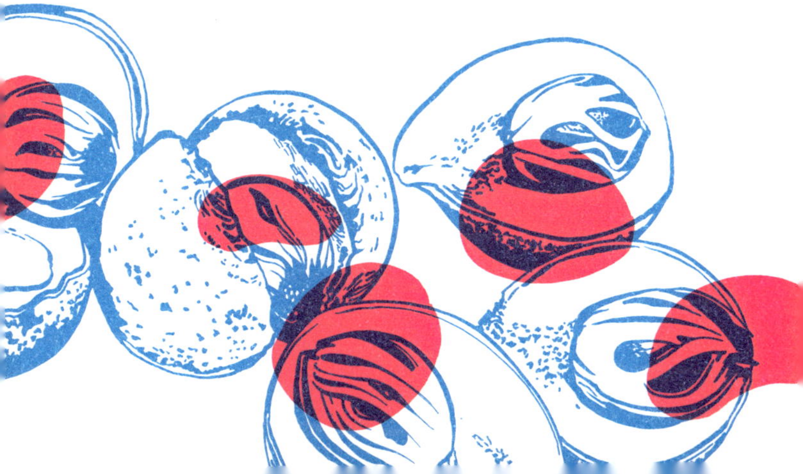

EINE DER GEMEINSTEN PFLANZEN

Anagallis arvensis

Natürlich gibt es riesige Pflanzen mit außergewöhnlichen Eigenschaften wie den nur alle fünf bis zehn Jahre blühenden Titanenwurz, dessen lateinischer Name *Amorphophallus titanum* in etwa »Ungestalteter Riesenpenis« bedeutet. In seiner seltenen Blüte sondert er allerhand stinkende, schwefelhaltige Gase aus, um Insekten mit diesem aasähnlichen Geruch sowohl anzulocken als auch möglichst zu töten, weil nur so seine Bestäubung gesichert wird. Der Titanenwurz zieht die Blicke auf sich und steht in den Gewächshäusern, die ihn außerhalb seiner indonesischen Heimat beherbergen können, meist im Mittelpunkt der Sammlung.

Doch wie viel mehr kann man lernen und sich erfreuen, lenkt man seine Aufmerksamkeit auf unauffälligere, gern als Unkraut geschmähte Pflanzen wie beispielsweise den Acker-Gauchheil.

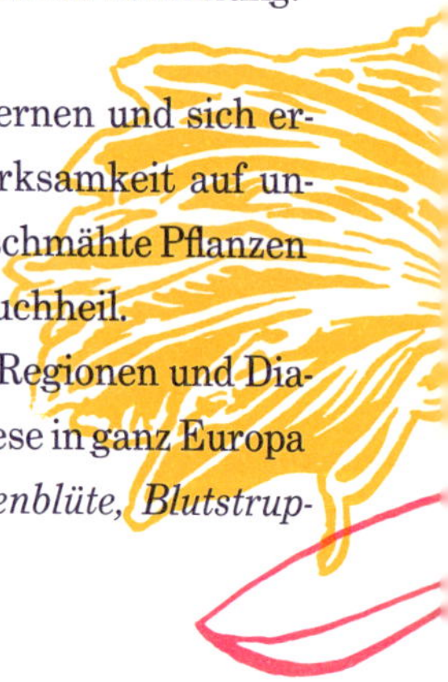

Es gibt in den verschiedenen Regionen und Dialekten viele schöne Namen für diese in ganz Europa verbreitete Pflanze: *Abele, Augenblüte, Blutstrup-*

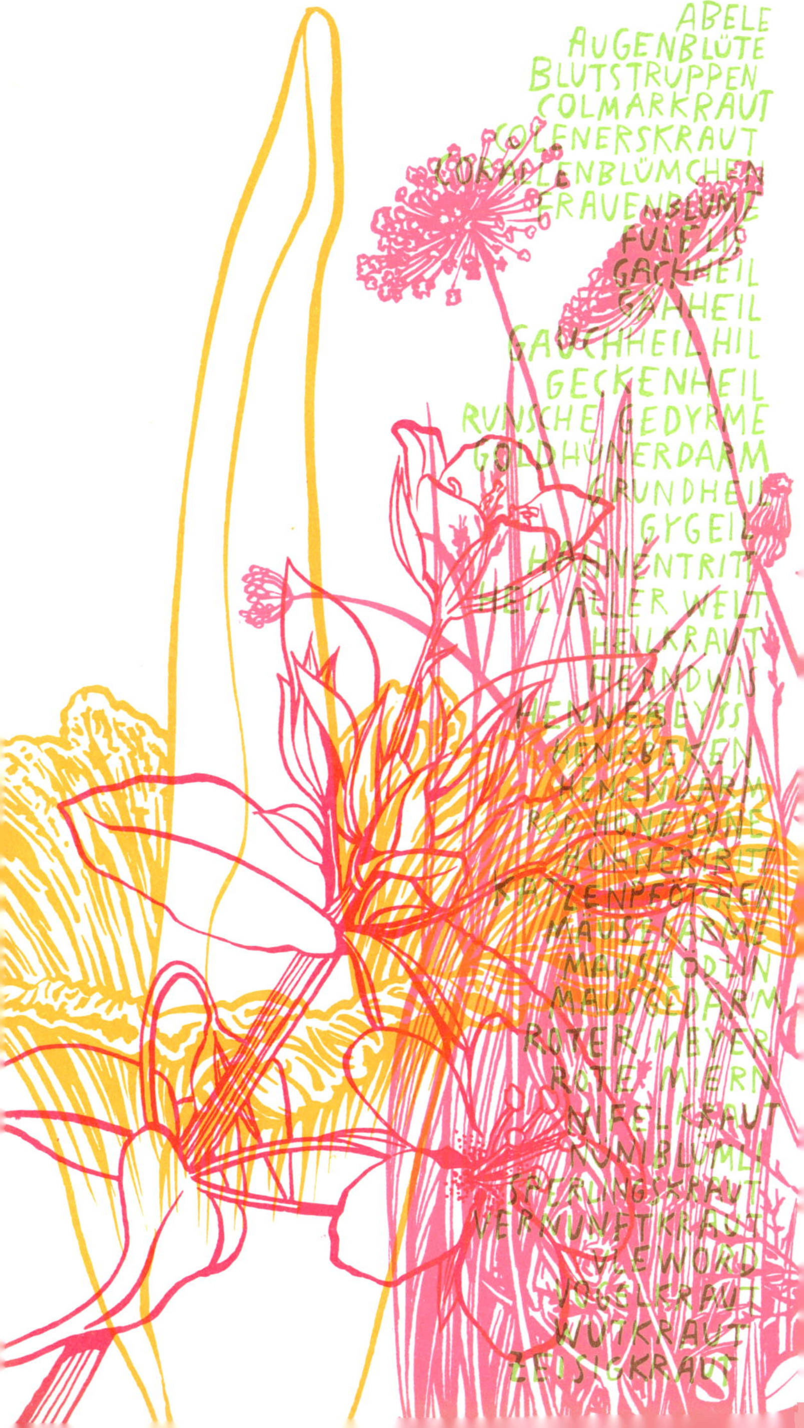
ABELE
AUGENBLÜTE
BLUTSTRUPPEN
COLMARKRAUT
COLENERSKRAUT
CORALLENBLÜMCHEN
FRAUENBLUME
FULE LIS
GACHHEIL
GAHHEIL
GAUCHHEIL HIL
GECKENHEIL
RUNSCHE GEDYRME
GOLDHÜNERDARM
GRUNDHEIL
GYGEIL
HAHNENTRITT
HEIL ALLER WELT
HEILKRAUT
HENDWIS
HENNEBEYSS
HENEBEKEN
HENENDARM
ROD HONE SUNE
HÜHNERTRITT
KATZENPFÖTCHEN
MÄUSEDÄRME
MAUSHÖDLIN
MÄUSGEDÄRM
ROTER MEYER
ROTE MIERN
NIFELKRAUT
NÜNIBLÜMLI
SPERLINGSKRAUT
VERNUNFTKRAUT
VLEWORD
VOGELKRAUT
WUTKRAUT
ZEISIGKRAUT

pen, Colmarkraut, Colenerskraut, Corallenblümchen, Frauenblume, Fule Lis, Gachheil, Gähheil, Gauchblume, Gauchheil, Geckenheil, runsche Gedyrme, Goldhünerdarm, Grundheil, Guygeil, Hahnentritt, Heil aller Welt, Heilkraut, Hendwis, Hennebeyss, Hienebeken, Hienendärm, rod Hone Sune, Hühnertritt, Katzenpfötchen, rote Mäusedarme, Maushödlin, Mausgedärm, roter Meyer, rote Miern, Nifelkraut, Nüniblümli, Sperlingskraut, Vernunftkraut, Vleword, Vogelkraut, Wutkraut und Zeisigkraut. Natürlich wäre es am schönsten, wenn sich die deutsche Botanik auf *Nüniblümli* für die Pflanze geeinigt hätte, aber wenigstens *Abele* oder *Zeisigkraut* hätten es doch werden dürfen. Stattdessen wurde sich auf den Namen *Acker-Gauchheil* geeinigt, der sich auf die unbewiesene Wirkung der Heilung von Narren (Althochdeutsch »Gauch«) durch die Pflanze bezieht.

Der Gauchheil ist so verbreitet wie unbeliebt, er gilt als geradezu klassisches Unkraut. Sein Geschmack ist ausgeprägt bitter und die Pflanze giftig, sodass das Vieh beim Weiden einen Bogen um den Gauchheil macht und man auch Heu mit einem

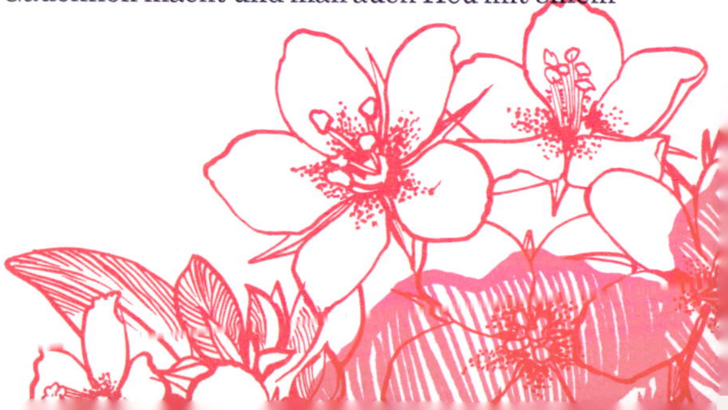

zu hohen Anteil an der Pflanze nicht ans Vieh verfüttern kann. Passiert es doch, so erleiden die Tiere Durchfälle und eine narkotisierende Wirkung setzt ein. Pferde, Hunde, Vögel und Kaninchen wurden schon durch den Gauchheil versehentlich getötet.

In manchen Regionen Indiens wird Gauchheil-Öl dazu benutzt, um Hundenasen von Blutegeln zu befreien. Dabei ist jedoch Vorsicht geboten – wenn die Hunde das Öl während der Behandlung verschlucken, versterben sie an dieser Therapie.

Wie viele Pflanzen, die Einfluss auf das menschliche Leben haben können, wird auch der Gauchheil in alten Schriften erwähnt. Dabei ist es bemerkenswert, dass dieses so unscheinbare Unkraut sowohl in der europäischen wie auch der südasiatischen Kultur Erwähnung findet. In seinem 1824 erschienenen Werk »Die Arzneimittel des Hippokrates, oder Versuch einer systematischen Aufzählung der in allen hippokratischen Schriften vorkommenden Medikamenten« schreibt Johann Heinrich Dierbach: »Eine der gemeinsten Pflanzen fast durch ganz Europa ist der Gauchheil *Anagallis arvensis*. Er kommt mit rother und blauer Blume vor, die man jetzt als eigene Arten sieht; letzteren nannten die Alten die weibliche, erstere die männliche Anagallis. Die Hippokritiker brauchten die gestoßene Pflanze mit gebranntem Alaun zum Einstreuen in schlimme Geschwüre.«

Der *Tirukkural* ist eine fast 1500 Jahre alte Sammlung von 1330 Doppelversen, die sich in drei Teilen mit den Themen *Tugend, Wohlstand* und *Liebe* befassen. Er gilt als das wichtigste Werk der Weltsprache Tamil, die von ungefähr genauso vielen Menschen wie Deutsch gesprochen wird. In formal einheitlichen Versen wird eine ganze Philosophie der Welt beschrieben. Wegen seiner einheitlichen Sprache, formalen und inhaltlichen Struktur wird davon ausgegangen, dass der Tirukkural das Werk eines einzigen Autors ist, obwohl der Text selbst keinen Autor und keinen Titel angibt. Werk und Autor werden bis heute in der tamilischen Kultur verehrt.

Der Acker-Gauchheil wird mehrfach im *Tikkural* erwähnt, die Pflanze steht hier für die Vergänglichkeit irdischen Seins.

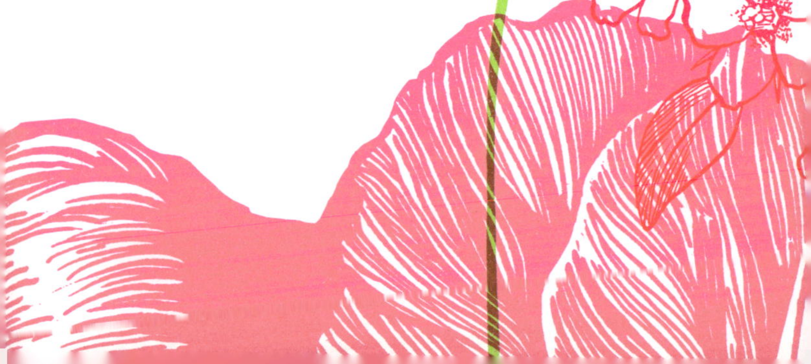

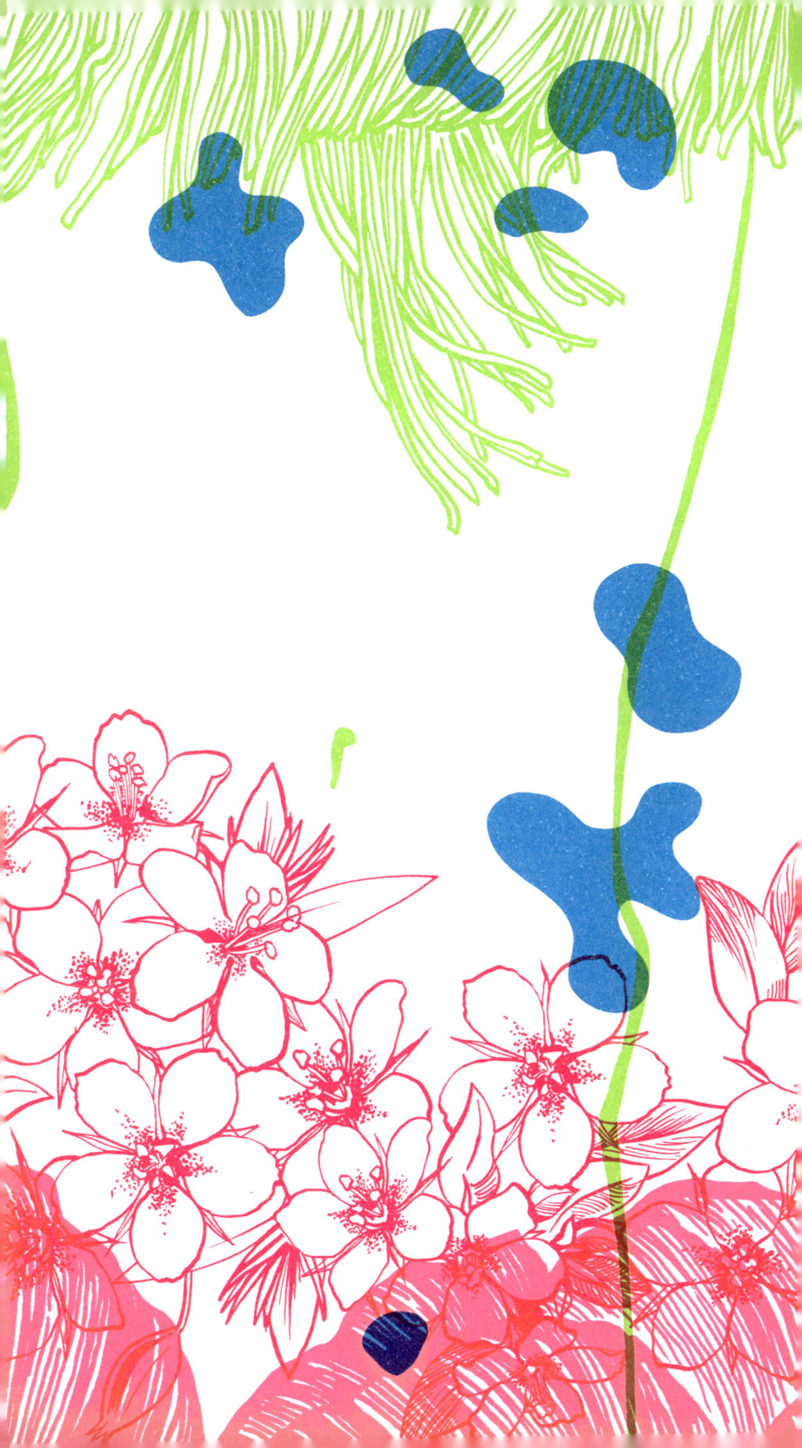

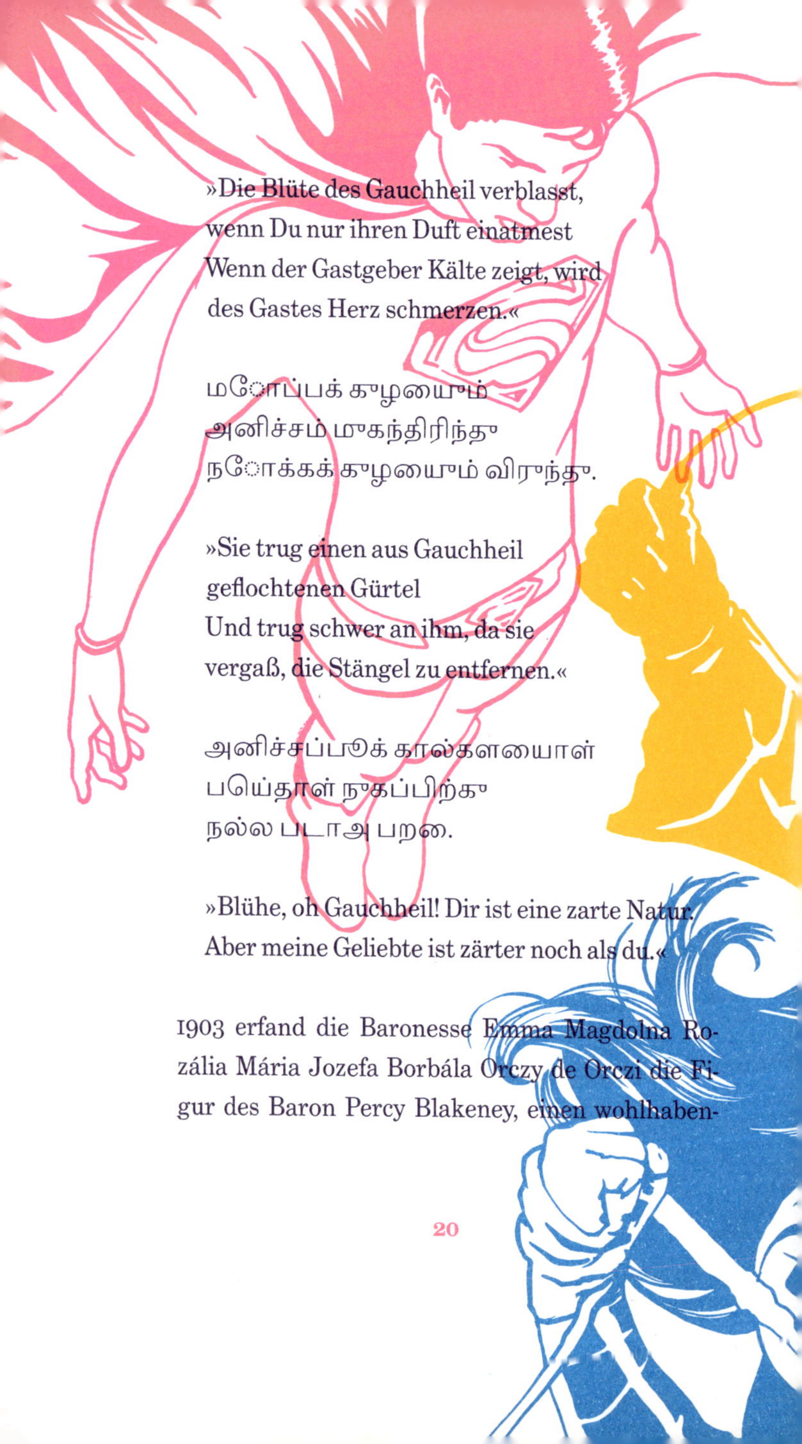

»Die Blüte des Gauchheil verblasst,
wenn Du nur ihren Duft einatmest
Wenn der Gastgeber Kälte zeigt, wird
des Gastes Herz schmerzen.«

மோப்பக் குழையும்
அனிச்சம் முகந்திரிந்து
நோக்கக் குழையும் விருந்து.

»Sie trug einen aus Gauchheil
geflochtenen Gürtel
Und trug schwer an ihm, da sie
vergaß, die Stängel zu entfernen.«

அனிச்சப்பூக் கால்களையாள்
பெய்தாள் நுகப்பிற்கு
நல்ல படாஅ பறை.

»Blühe, oh Gauchheil! Dir ist eine zarte Natur.
Aber meine Geliebte ist zärter noch als du.«

1903 erfand die Baronesse Emma Magdolna Rozália Mária Jozefa Borbála Orczy de Orczi die Figur des Baron Percy Blakeney, einen wohlhaben-

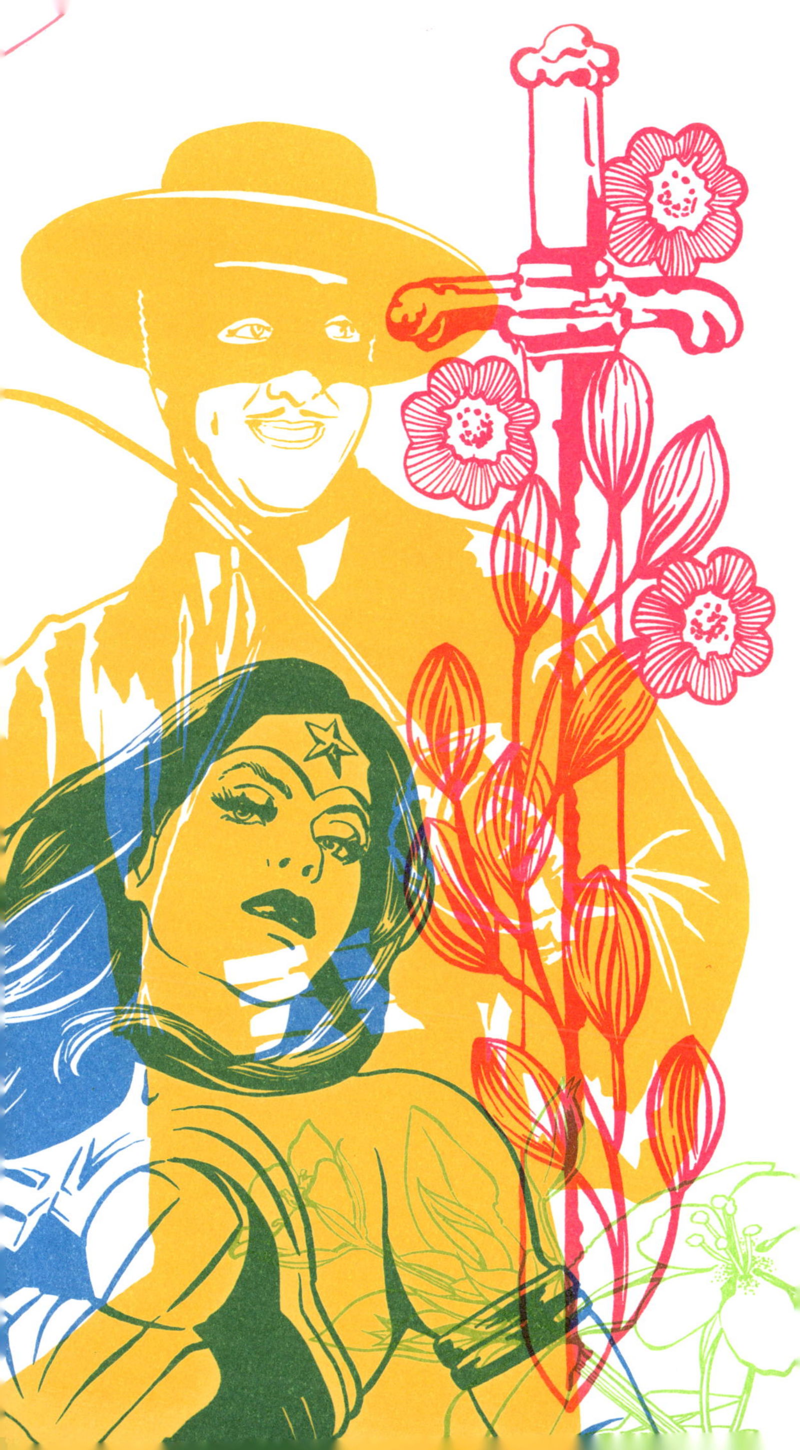

den, scheinbar nur auf Äußerlichkeiten bedachten Aristokraten. In einem geheimen Zweitleben ist Blakeney, dieser scheinbar nutzlose Parasit, das »scharlachrote Siegel« – ein mutiger Kämpfer, der mit seinen 19 Getreuen zahllose Menschen vor der Guillotine der grassierenden französischen Revolution rettet.

»Das scharlachrote Siegel« hieß im Original »The Scarlet Pimpernel«, ist also eben unser Acker-Gauchheil – es ist kein Wunder, dass die deutsche Übersetzung hier eher Wert auf inhaltliche Richtigkeit denn auf botanische Korrektheit legte. Denn einem Stück mit dem Titel »Der scharlachrote Acker-Gauchheil!« wäre wohl beim deutschen Publikum kaum ein Erfolg beschieden gewesen. Die Baronesse Orczi hatte sich bewusst für diese zunächst so bescheiden wirkende Pflanze als Titelgeberin ihres Erfolgsstückes entschieden.

Mit »The Scarlet Pimpernel« hat die Baronesse übrigens ein ganzes Genre erfunden, eine Reihe von Helden, die sich im Alltag als mehr oder weniger gewöhnliche Bürger tarnen, ob dies nun Don Diego de la Vega, Clark Kent oder Diana Prince waren. Ich weiß, dass Sie es wissen, für *die ande-*

ren schreibe ich hier hin, dass sich hinter diesen Namen die Helden Zorro, Superman und Wonder Woman verbergen.

So weit einige Notizen zum Acker-Gauchheil, von dem Sie vorher vielleicht noch gar nicht so viel wussten. Aber finden Sie nicht auch, dass all das viel interessanter war, als sich mit dem pompös stinkenden Titanenwurz zu befassen?

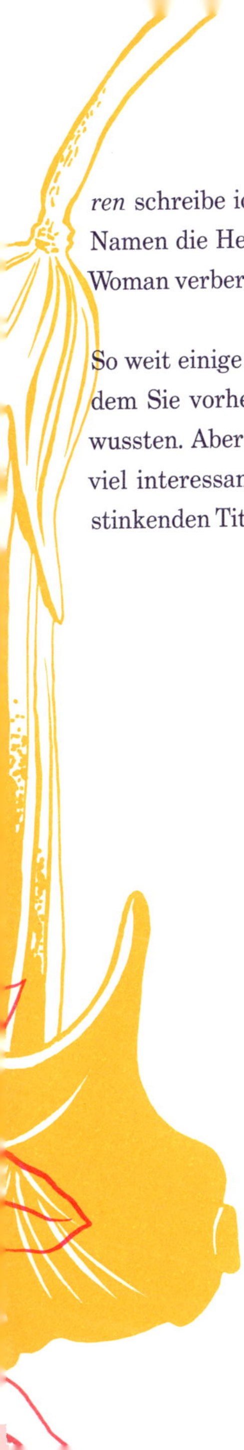

BÖSE BLUMEN

Charles Baudelaire veröffentlichte am 25. Juni 1857 *Les Fleurs du Mal (Die Blumen des Bösen),* die Beschreibung einer Welt ohne Gott und ohne Hoffnung in ungefähr 100 Gedichten. Keine zwei Wochen später, bereits am 7. Juli des gleichen Jahres, reichte Staatsanwalt Ernest Pinard, der gerade erst einen Prozess gegen den Roman *Madame Bovary* geführt hatte, gegen Baudelaire Klage wegen »Beleidigung der öffentlichen und religiösen Moral« ein. Der Autor und sein Verleger wurden zu einer Geldstrafe verurteilt, die Veröffentlichung von sechs der im Band enthaltenen Gedichte in Frankreich verboten. Dieses Urteil wurde erst 1949 vom französischen Kassationsgericht aufgehoben.

Was Baudelaire mit den titelgebenden Blumen meinte, war in der von ihm bevorzugten zweiten, aus rechtlichen Gründen in Belgien herausgegebenen Ausgabe deutlich zu erkennen: Auf einem aus den sieben Todsünden bestehenden Beet erwächst der menschliche Verfall. Die Beschreibung des Großstadtmenschen in all seiner Einsamkeit und Illusionslosigkeit stieß die Tür zur Kunst des 20. Jahrhunderts weit auf.

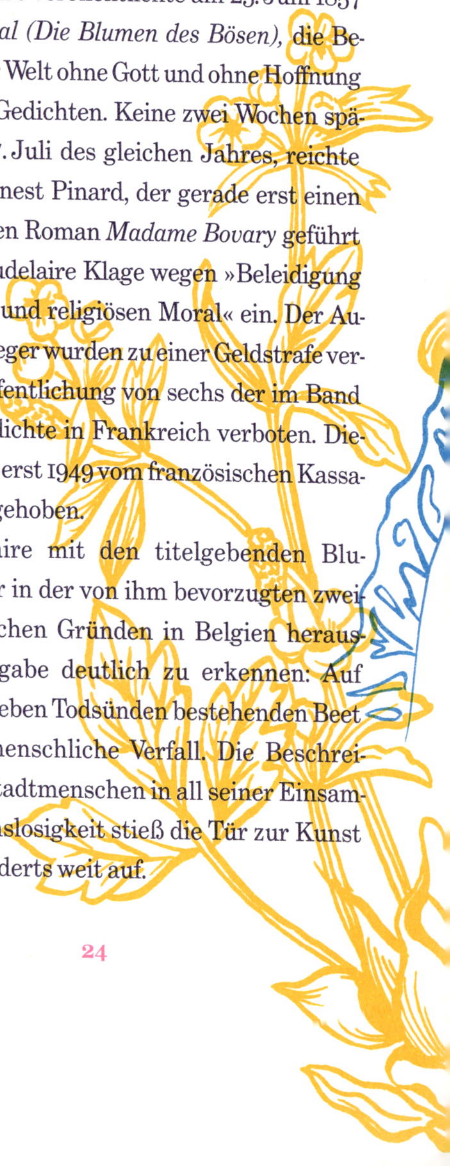

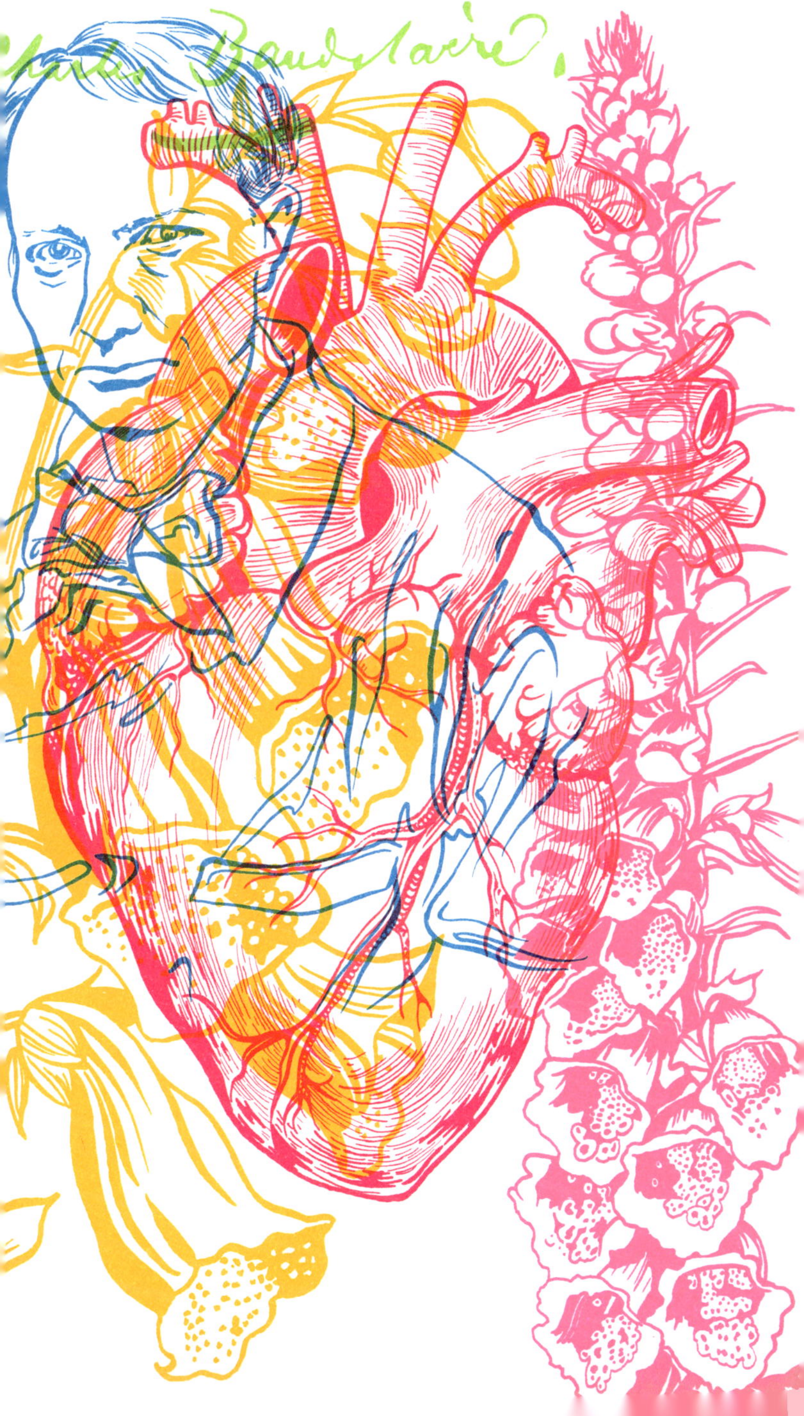
Baudelaire

Jede Floristin könnte Ihnen einen wunderschönen Blumenstrauß zusammenstellen, den man für die Schönheit seiner Farben und die Vielfalt des Arrangements bewundern müsste und der dennoch mit vollstem Recht *Die Blumen des Bösen* heißen dürfte. Niemand würde auf den Gedanken kommen, sie der Beihilfe zum Mord zu bezichtigen, auch wenn eine kundige Giftmischerin ohne Weiteres aus diesem Strauß eine ganze Reihe todbringender Gifte gewinnen könnte:

Das Waldglöckchen (Digitalis purpurae) ist auch als Fingerhut oder im Englischen als *Foxglove* bekannt. Der englische Name ist darauf zurückzuführen, dass böse Feen den Füchsen die Pflanze zum lautlosen Eindringen in die Hühnerställe dieser Welt geschenkt haben sollen. Zum Gift für Menschen macht die Pflanze die in ihr enthaltene Mischung verschiedener Digitalisglykoside, auch Herzglykoside genannt. Wie so viele in der Natur gefundene Wirkstoffe sind sie nach dem lateinischen Namen der Pflanzen benannt, in denen sie zuerst entdeckt wurden. Diese sind für den Menschen hochgiftig, bereits der Verzehr von zwei Blättern des Waldglöckchens kann für einen Erwachsenen tödlich sein.

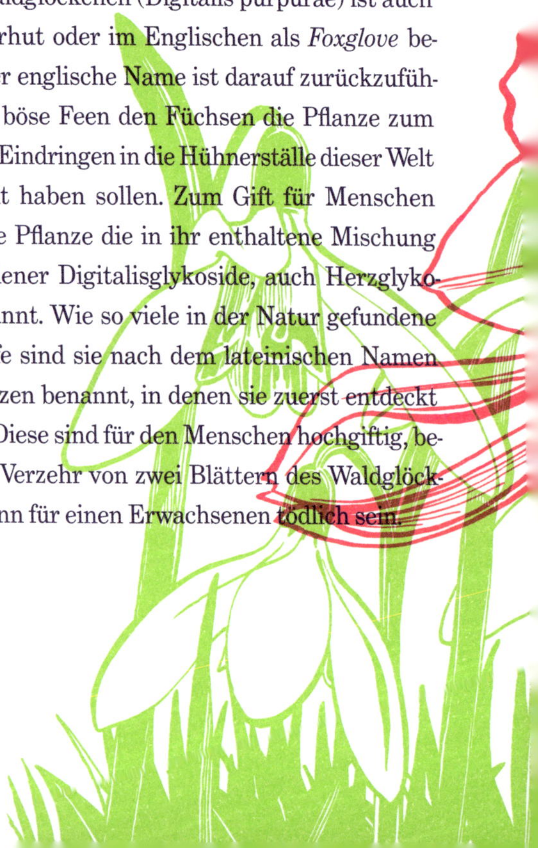

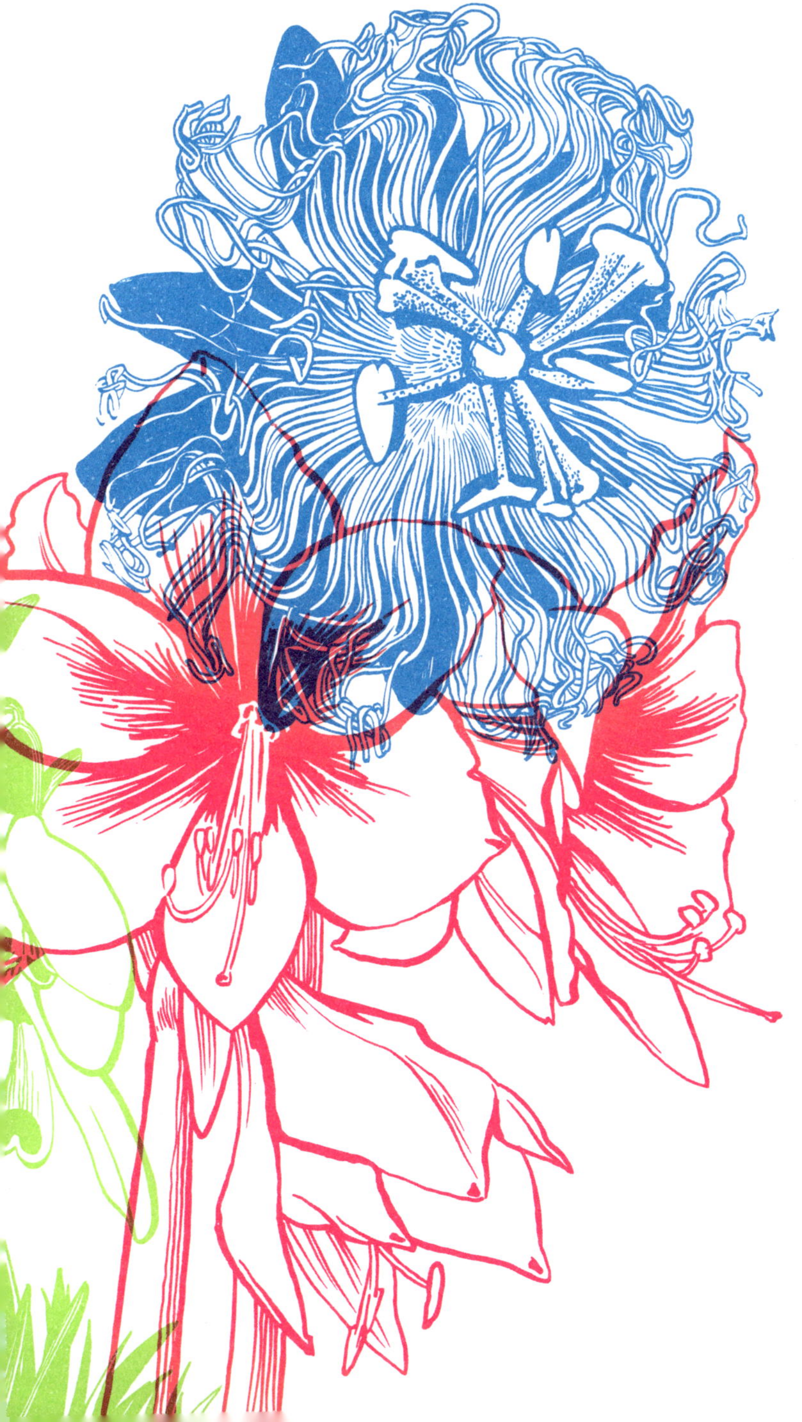

Doch die Giftigkeit von Stoffen hat die Menschheit in der Vergangenheit offenbar dazu inspiriert, diese Pflanze dann eben in verdünnter Form zu verabreichen. Also fand das Waldglöckchen Verwendung zur Heilung von Bronchitis, Tuberkulose, zur Herbeiführung von Erbrechen und sogar als Heilmittel gegen den *Bösen Blick*. François Salerne berichtete 1748 der *Academie française* über einen Fall der versehentlichen Einnahme von Digitalispflanzen durch Puten *(poulets d'inde)*. Die Tiere hätten danach betrunken gewirkt und unnatürlich gezuckt. Nachdem sie unter schrecklichen Durchfällen gelitten hätten, seien die Tiere schließlich gestorben. »Beim Öffnen fanden wir das Herz, die Lungen, die Leber und die Gallenblase geschrumpft und ausgetrocknet, der Magen war ganz leer, aber nicht seiner rauhen Haut beraubt.«[2] Die Jahresberichte der *Academie* waren in jener Zeit von großem Einfluss und Bedeutung, die Benutzung von

2 *Une observation de botanique (courte communication sur les effets des feuilles de la digitale à fleurs rouges sur les poulets d'Inde à la suite d'une ingestion accidentelle).* F. Salerne, Academie francaise, 1748

Digitalis ging nach dieser Schrift in der ganzen westlichen Welt spürbar zurück.

Doch der englische Arzt Wilhelm Withering lernte dreißig Jahre später von einer Kräuterfrau (die von seiner Ehefrau heimlich konsultiert worden war), dass diese erfolgreich Waldglöckchen bei Ödemen (Schwellungen) aufgrund von Herzschwäche einsetzte. Also setzte auch er dieses Präparat ein und veröffentlichte 1785 »An Account of the Foxglove and Some of its Medical Uses«. Aber obwohl er über die positiven Wirkungen der Pflanze bei Herzschwäche recht behalten sollte und sogar seine Einschätzung, dass sich der Wirkstoff im Körper anreichert, später belegt werden konnte, kam es erst nach der chemischen Synthese des Digoxin zum verbreiteten Einsatz als Herzmedikament.

Geblieben ist dem Digoxin bis heute das, was man ein »enges therapeutisches Fenster« nennt. Das Medikament kann bei richtiger Dosierung zuverlässig herzstärkend wirken, aber immer wieder kommt es zu Überdosierungserscheinungen, die sich in Verschiebung der Farbwahrnehmung, Desorientiertheit und sogar in psychotischen Symptomen äußern. Eine Digitalis-Vergiftung ist gefürchtet, da sich der Stoff lange im Körper hält. In schweren Fällen muss sogar ein Digitalis-Gegengift (Digifab®) eingesetzt werden, das aus vom Schaf gewonnenen Antikörperfragmenten besteht.

Wir könnten unseren giftigen Strauß auch noch mit Goldlack (Erysimum cheiri) verzieren, der in Büschen rot, gelb und rosa duftend blüht. Die in ihm enthaltenen Cardenolide wirken ähnlich wie die eben erwähnten Herzglykoside. Haben wir aber den Strauß zu verbrecherischen Zwecken erworben, so ist für die Toxine des Goldlacks kein Gegengift verfügbar. Der Goldlack hat eine lange Geschichte als Arzneipflanze, bereits der griechische Arzt Dioskurides beschrieb im ersten Jahrhundert unserer Zeit eine gelbe Pflanze, die als Sitzbad bei Unterleibsbeschwerden und zur Beförderung der Menstruation, in Salbenform zur Behandlung von Hautrissen und als Umschlag gegen Milzbeschwerden und Gicht helfen sollte. Nach botanischer Lehrmeinung sprach Dioskurides vom Goldlack. Ein Sud der Pflanze sollte die Menstruationsblutung anregen und die Nachgeburt treiben.

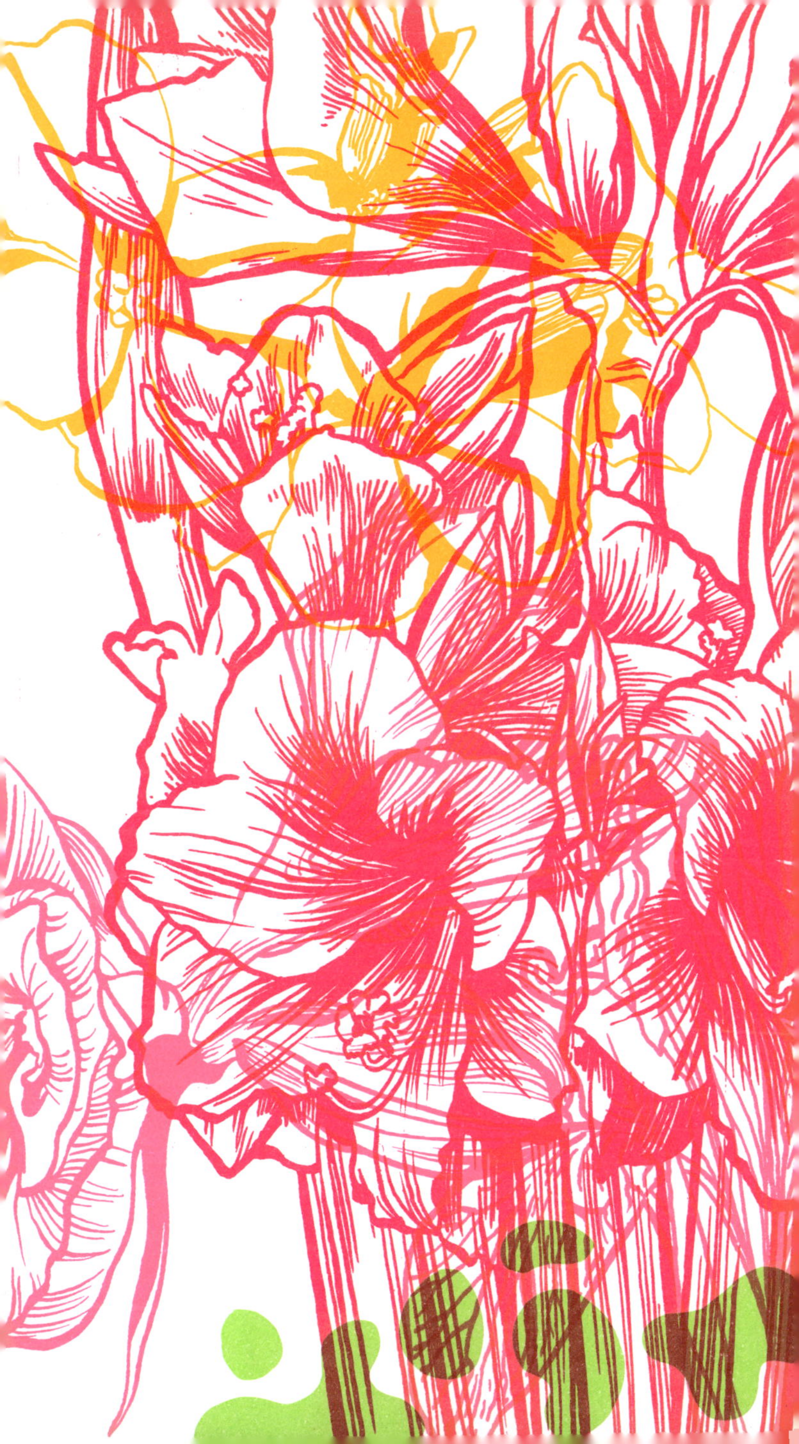

In die Mitte unseres Straußes könnten wir einen großen Ritterstern (Hippeastrum) setzen lassen, der im deutschen Blumenhandel oft als *Amaryllis* verkauft wird, obwohl die Botaniker die beiden Pflanzengattungen seit mehr als 200 Jahren getrennt wissen wollen. Giftig ist der Ritterstern jedenfalls, genauso wie die Amaryllis-Gewächse, aufgrund seines Gehalts an Lycorin und anderen Amaryllidaceen-Alkaloiden. Diese blockieren die ribosomale Proteinsynthese, verhindern also die Herstellung lebenswichtiger Eiweiße im Körper. Durch die Einnahme einer minimalen Menge verspürt man eventuell nur eine Veränderung der Sinneswahrnehmung.

Suchen wir weiter nach giftigen Amaryllis-Pflanzen, können wir natürlich auch auf Schneeglöckchen, Narzissen oder Schmucklilien zurückgreifen, um unseren ganz besonderen Blumenstrauß zu vervollständigen. Sie alle enthalten toxische Alkaloide und können zu schweren Vergiftungserscheinungen führen. Die englische Gesundheitsbehörde PHE gab 2015 eine Vorschrift heraus, dass die Zwiebeln von Amaryllis-Arten in Supermärkten weit entfernt von der Gemüseabteilung ausgelegt werden sollten. Zuvor hatten mehr als 20 Menschen diese Zwiebeln für eine asiatische Spezialität gehalten und durch ihren Verzehr teilweise schwere Vergiftungserscheinungen davongetragen.

Wir könnten unseren Strauß jetzt weiter füllen, beispielsweise mit einigen Passionsblumen, deren Früchte als *Maracuja* bekannt sind. Da der Name »Passionsfrucht« direkt auf die Unterwerfung des südamerikanischen Kontinents durch die europäischen Kolonialisten unter das christliche Kreuz zurückzuführen ist, empfiehlt sich heute die Verwendung des brasilianischen Begriffs. In einer Studie konnten brasilianische Wissenschaftlerinnen zeigen, dass alkoholische Auszüge aus der Passionsblume besser wirksam gegen Ängstlichkeit waren als reiner Alkohol. Doch enthalten diese Pflanzen auch Indol-Alkaloide, die zu Lähmungserscheinungen führen können, weshalb sie von manchen indigenen Völkern als Pfeilgifte genutzt wurden.

Auch werden Passionsblumen manchen Ayahuavasca-Gebräuen beigegeben. Natürlich werden Personen, die dies tun, behaupten, mit Passionsblu-

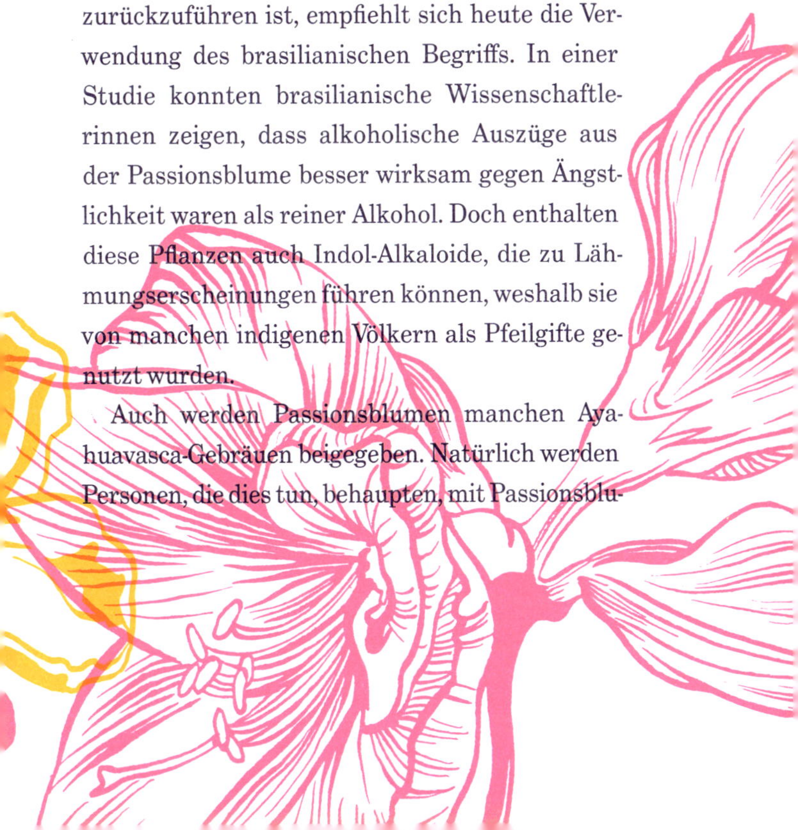

men würde dieser Kräutersud viel besser und viel spiritueller sein als ohne, während Personen, die ihren Ayahuavasca ohne Passionsblumen brauen, sagen werden, diese seien verzichtbar. Insgesamt sollte man dringend von all diesen Selbstversuchen abraten, da nicht einmal die biochemische Wissenschaft alle Inhaltsstoffe der Passionsblumen kennt und man insbesondere nie weiß, in welcher Konzentration diese in genau der Pflanze auftreten, die man gerade vor sich hat.

Außen könnte der Strauß mit ein paar Zweigen »Brennender Busch« (*Dictamnus albus*) verziert sein, einer nach Vanille und Zitrusaromen duftenden, rosa blühenden Rautenpflanze. Brennender Busch enthält viele ätherische Öle, was ihn duften lässt, aber in den Borsten seiner Stängel findet sich auch sehr viel Bergapten. Bei einer Berührung der Pflanze dringt dieser Stoff in die Haut ein, was bei zusätzlicher Sonneneinstrahlung zur sogenannten »Wiesengräserdermatitis« führen kann. Diese muss man sich vorstellen wie einen sehr schlimmen Sonnenbrand, der nur sehr langsam heilt und dauerhafte Hautverfärbungen hinterlässt. Nach dieser Hauterkrankung und nicht etwa nach der biblischen Erzählung ist der Busch benannt.

Allerdings haben Dictamnus-Zweige ohnehin nichts in Blumensträußen zu suchen, sie stehen seit fast hundert Jahren unter Naturschutz. Der brennende Busch, dem Moses auf dem Berg Horeb begegnete, soll nicht nur über Borsten, sondern echte Dornen verfügt haben. Im griechisch-orthodoxen Katharinenkloster auf dem Sinai, ganz nahe dem biblischen Berg gelegen, geht man bis heute davon aus, dass sich Gott Moses durch einen brennenden Brombeerbusch (Rubus sanctus) offenbarte. Immerhin soll diese Pflanze keine toxischen Eigenschaften haben.

Runden wir unseren Strauß für heute ab mit ein paar Alpenveilchen (Cyclamen persicum). Diese robusten Primelgewächse sind vor allem als blühende Zimmerpflanzen sehr beliebt. Doch sobald man erfährt, dass nach der Pflanze ein chemischer Stoff, das Cyclamin, benannt ist, beginnt man zu ahnen, dass auch diese unscheinbare und pflegeleichte Pflanze ein Problempotenzial besitzen könnte. Die Einnahme der Blütenblätter durch Mensch und

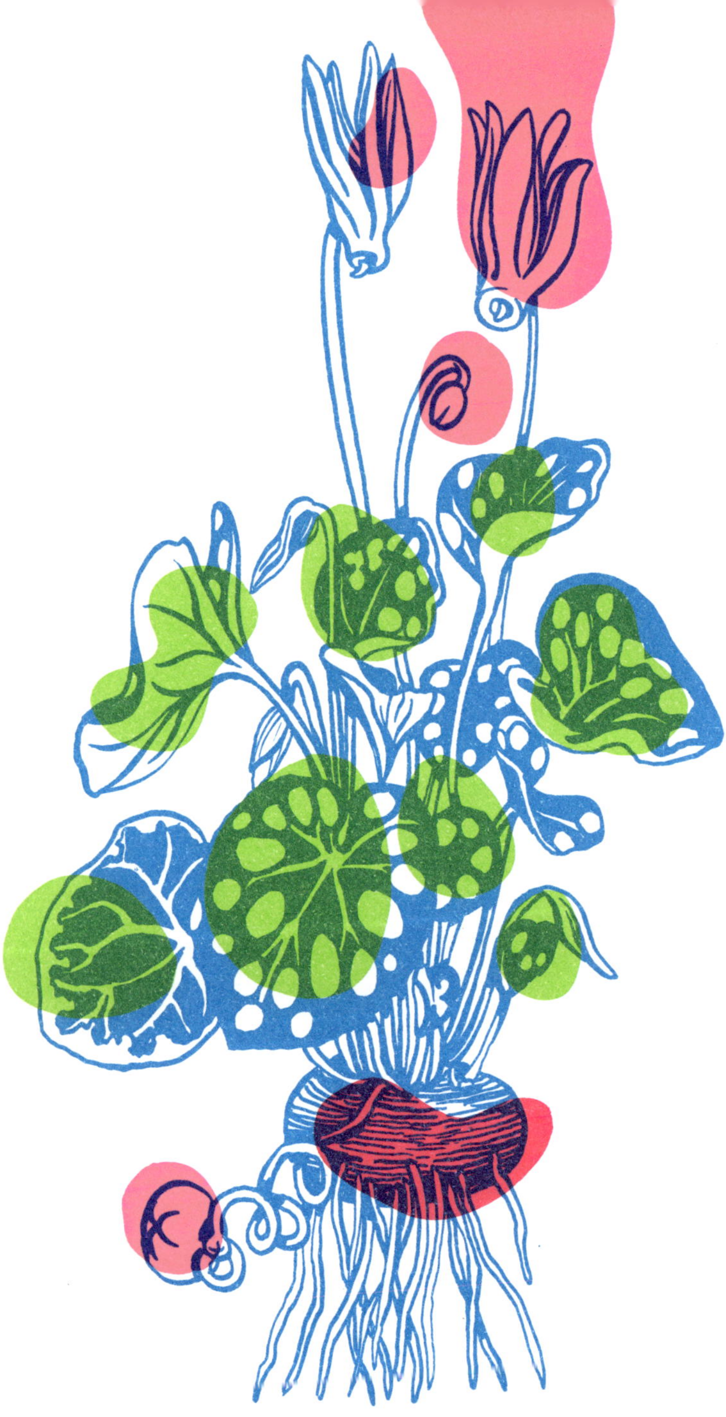

Tier kann Vergiftungserscheinungen hervorrufen. Noch stärker ist der Gehalt des Giftes in der Knolle, hier sind bereits 8 Gramm (ungefähr ein Esslöffel voll) tödlich für einen Erwachsenen. Menschen, die sowohl Katzen wie auch Alpenveilchen mögen, müssen sich für eine der beiden Arten in ihrer Wohnung entscheiden oder die beiden strikt voneinander trennen.

Eine intensive Beschäftigung mit der um uns blühenden Natur aus toxikologischer Sicht lässt uns erschaudern. Im nordenglischen Alnwick ist der »Poison Garden« zu besichtigen, dessen Besuchern es strikt untersagt ist, die dort wachsenden Pflanzen zu berühren, an ihnen zu riechen oder sie gar zu kosten. Die Blumen des Bösen gedeihen eben nicht nur in den moralischen Abgründen der Großstädte, viele von ihnen wachsen auch einfach am Wegesrand.

DIE GRÜNE FEE

Artemisia absinthum

Artemisia absinthum[3] ist im Ausgangszustand aufgrund seines Chlorophyllgehalts smaragdgrün, was ihm den Beinamen »Die grüne Fee« eingebracht hat. Unzählige Kunstwerke zeigen die grüne Fee oder Männer in ihrem Bann bis hin zu Kylie Minogue, die 2001 im Film »Moulin Rouge« die grüne Fee höchstselbst darstellte.

Absinth ist ein alkoholisches Getränk, dessen Rezeptur im Wesentlichen durch alkoholische Auszüge aus Anis, Fenchel, Zitronenmelisse und Wermut geprägt ist. Seine spezifische neurotoxische Wirkung scheint vor allem auf seinen Gehalt an Thujon zurückzuführen zu sein, einem Inhaltsstoff aus den ätherischen Ölen der Wermutpflanze (Artemisia absinthum). Neben dieser Pflanze kommt Thujon ebenfalls in Beifuß, Salbei, Rainfarn und dem Lebensbaum (Thuja occidentalis) vor. In dem nach der Pflanze selbst benannten Wermutwein finden sich übrigens keine bedeutsamen Thujonkon-

3 *Absinth – Neue Mode, alte Probleme.* J. Hein, L. Lobbedey et al., Deutsches Ärzteblatt, Okt. 2001

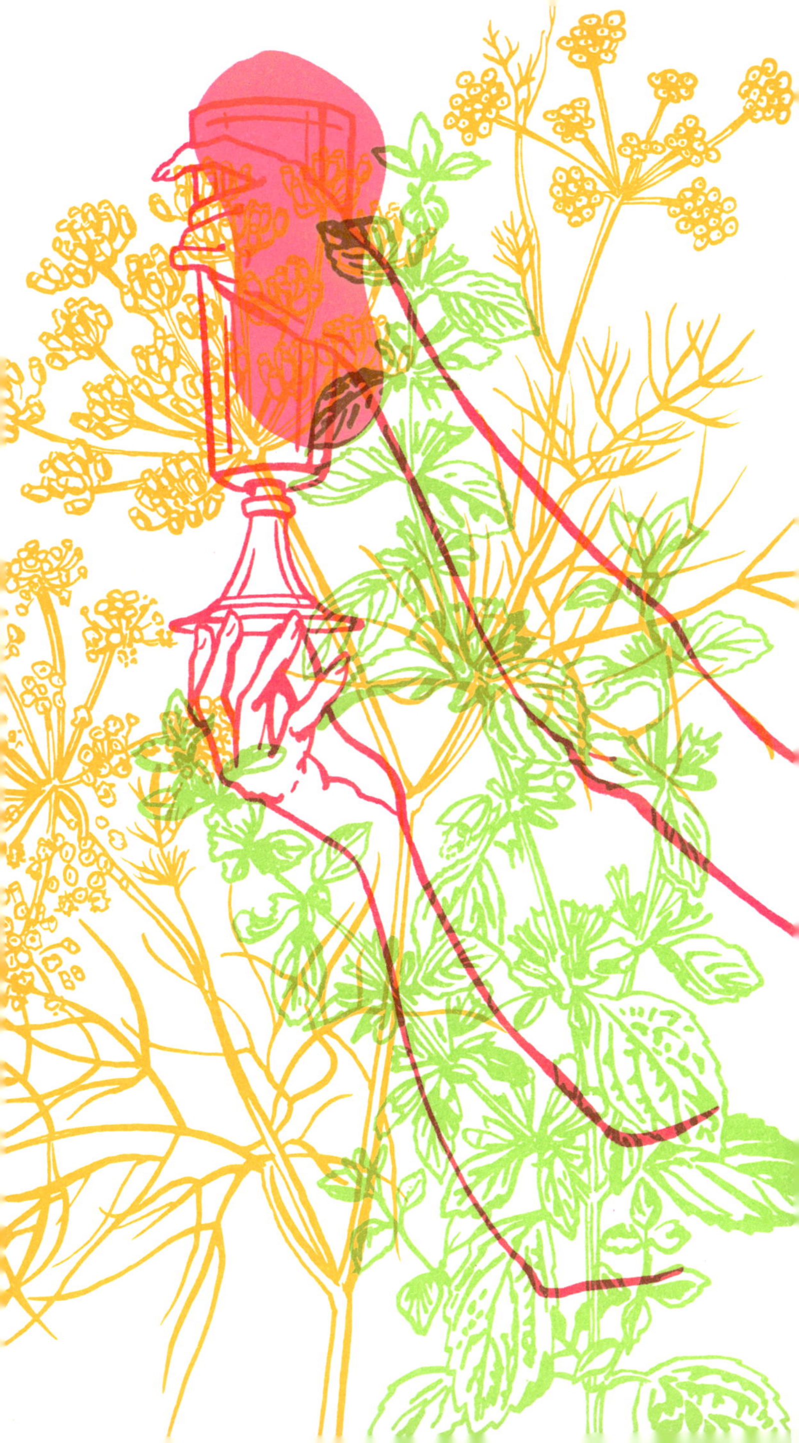

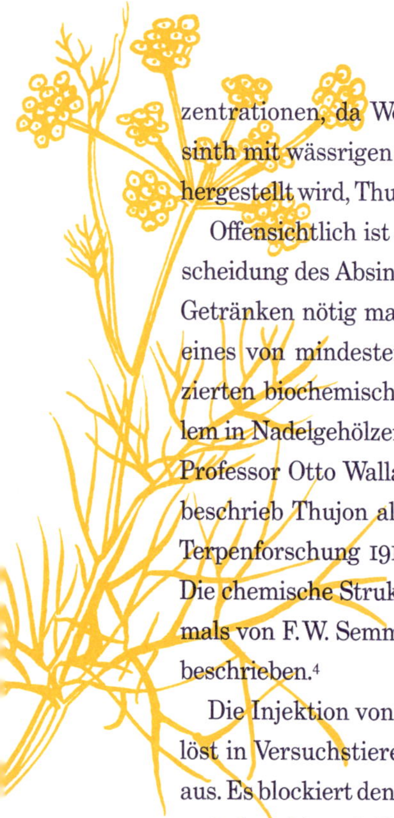

zentrationen, da Wermut im Gegensatz zum Absinth mit wässrigen Auszügen der Wermutpflanze hergestellt wird, Thujon aber nicht wasserlöslich ist.

Offensichtlich ist es das Thujon, das eine Unterscheidung des Absinths von anderen alkoholischen Getränken nötig macht. Dabei handelt es sich um eines von mindestens 30 000 Terpenen – komplizierten biochemischen Verbindungen –, die vor allem in Nadelgehölzen zu finden sind. Der Göttinger Professor Otto Wallach erforschte die Terpene. Er beschrieb Thujon als Erster und erhielt für seine Terpenforschung 1910 den Nobelpreis für Chemie. Die chemische Struktur des Stoffs wurde 1900 erstmals von F. W. Semmler aus Greifswald vollständig beschrieben.[4]

Die Injektion von höheren Dosierungen Thujon löst in Versuchstieren Angst sowie Krampfanfälle aus. Es blockiert den GABA-Rezeptor, der eine allgemein beruhigende Wirkung auf das Nervensystem hat. Man versteht vielleicht die Wirkung von Thujon besser, wenn man weiß, dass es die gegenteilige Wirkung solcher Beruhigungsmittel wie Diazepam

4 *Vincent van Gogh and the thujone connection.* W. N. Arnold, JAMA, 1988

oder Alprazolam hat. Das ist interessant, da schon Plinius d. Ä. (23–79 n. Chr.) den thujonhaltigen Beifuß als neutralisierendes Agens bei Opiatvergiftungen beschrieb. Am Heidelberger Institut für Rechts- und Verkehrsmedizin konnte gezeigt werden, dass thujonhaltiger Alkohol sich deutlich negativer auf die Fahrtauglichkeit auswirkt als Alkohol allein.[5]

Die erste Erwähnung des Absinths findet sich 1769, als in einer Zeitungsannonce im Schweizerischen Neuchatel für einen »Bon Extrait d'Absinthe« einer gewissen Henritte Henriod geworben wird. Kurz vor der Jahrhundertwende kaufte Henri Dubied ihr das Geheimrezept ab und errichtete mit seinem Schwiegersohn Henri-Louis Pernod eine Spirituosenfabrik im französischen Pontarlier, nahe der Schweizer Grenze, die 1805 ihre Produktion aufnahm. Warum sich die beiden Unternehmer so entschieden, ist nicht überliefert, jedoch begann damit eine unvergleichliche Erfolgsgeschichte des 19. Jahrhunderts.

Zunächst wurde nur die bescheidene Menge von 400 Litern Absinth jährlich produziert. Doch

5 *Absinthe: attention performance and mood under the influence of thujone.* A. Dettling et al., Journal of Studies on Alcohol, 2004

der kommerzielle Durchbruch des Getränks begann 1870 mit dem französischen Algerienfeldzug. Den dortigen französischen Truppen stand eine Absinthration zu. Ob die französische Regierung dies allein zur Verbesserung der Stimmung in der Truppe tat oder weil Wermutkraut als traditionelles Mittel gegen Malaria und allerlei andere Infektionskrankheiten in warmen Ländern bekannt war, ist umstritten.[6] Jedenfalls konnte Pernod seine Absinthproduktion binnen Kurzem auf 20 000 Liter steigern und allein in Pontarlier entstanden 20 weitere Destillerien. Absinth wurde mit Tankzügen und Schiffen in die Hauptstadt Paris transportiert.

»Nach dem ersten Glas siehst Du die Dinge, wie Du wünscht, dass sie wären. Nach dem zweiten siehst Du die Dinge, wie sie nicht sind. Zum Schluss siehst Du die Dinge, wie sie wirklich sind, und dies ist das Schrecklichste auf der Welt.« So beschrieb Oscar Wilde die ihm wohlbekannte Wirkung des Absinths. Auch zahllose weitere Künstler dieser Zeit waren Absinthtrinker, darunter so herausragende Persön-

6 *Biologically active substances from the genus Artemisia.* R. X. Tan, W. F. Zheng, H. Q. Tang, Planta Med, 1998

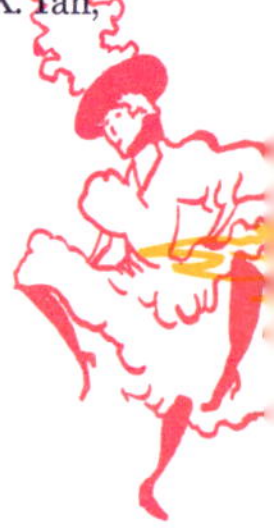

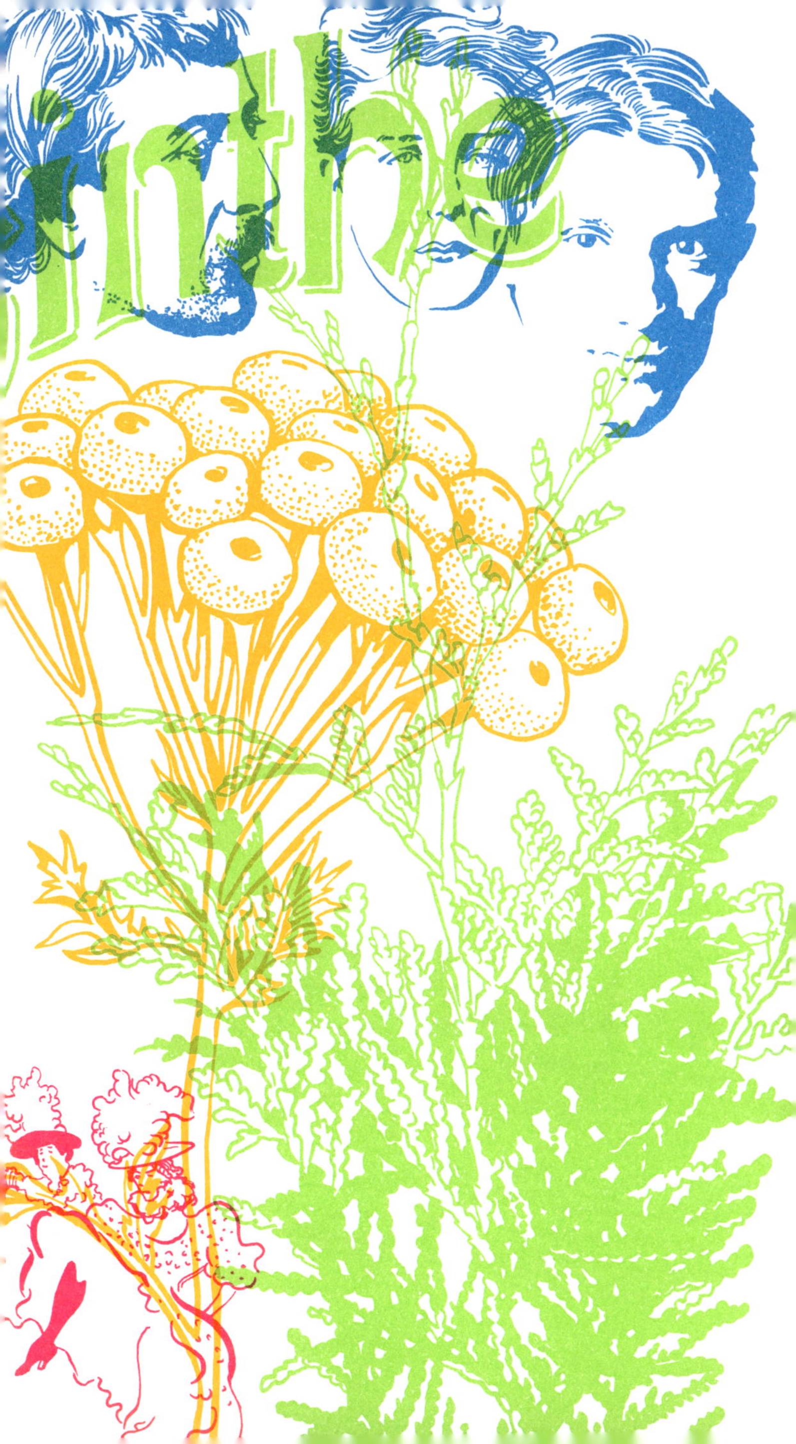
inthe

lichkeiten wie Picasso, Toulouse-Lautrec, Gauguin, Baudelaire, Rimbaud und Hemingway.

Absinth fand in der Folgezeit eine weltweite Verbreitung, besonders in den aufblühenden Großstädten. Da französische Soldaten dabei die tragende Rolle spielten, betraf dies vor allem französische Kolonien wie Indochina und Tahiti oder frankophile Städte wie Prag und New Orleans. Der Schwerpunkt des Absinthkonsums lag jedoch eindeutig in Frankreich. Zur Mittagsstunde wurde die »heure verte«, eine dem Absinth gewidmete »Grüne Stunde«, zelebriert. Zwischen 11 Uhr und 13 Uhr saßen die Pariser in den Straßencafés und tranken mit kleinen Schlucken die »Grüne Fee«. Doch bei vielen blieb es nicht bei einen Glas, zum Ende des Jahrhunderts konnte Pernod die Absinthproduktion auf ca. 100 000 Liter steigern. Die Destillerien benutzten immer weniger Branntwein zur Herstellung des Getränks, sondern griffen auf den billigeren Industriealkohol zurück. Dadurch wurde Absinth für alle Schichten erschwinglich. Im Zusammenhang mit wiederholt schlechten Weinernten kam es so zu einem nochmaligen Anstieg der Produktion am Anfang des 20. Jahrhunderts.

Infolge des massenhaften Konsums wurden bald die Probleme des chronischen Missbrauchs des Getränks gesellschaftlich relevant. Gastrointestinale Probleme, visuelle und auditorische Halluzinationen, epileptiforme Anfälle, Hirnschäden und ein erhöhtes Risiko für psychiatrische Erkrankungen sowie Selbstmord wurden mit chronischem Absinthgebrauch in Verbindung gebracht. Da Wein in Frankreich nicht als alkoholisches Getränk galt, wurden die Wirkungen des gewöhnlichen Alkoholkonsums noch wenig von den spezifischen Effekten des Absinths differenziert. Auch Tuberkulose, Syphilis, Kriminalität und der Verfall der Moral wurden auf Absinthismus zurückgeführt, was aber wohl eher Folgen der Sucht als direkte Wirkungen des Getränks waren. Dennoch ist es so, dass die damaligen Nervenärzte den »Absinthismus« eindeutig vom »Alkoholismus« abgrenzten.

Doch zu viel ist zu viel, in Belgien, der Schweiz, den USA und Italien wurde der Absinth verboten. Nur in Frankreich tat man sich schwer, weil der Staat viel Geld mit den Steuern aus dem Absinthverkauf verdiente. Erst als der Erste Weltkrieg bevorstand, drängte die militärische Führung auf ein

Verbot, da sie die Verteidigungskraft Frankreichs in Gefahr sah. Und so wurde kurz nach Kriegsbeginn von der Regierung ein Absinthverbot ausgesprochen: Ab dem 1. März 1915 waren Herstellung und Verkauf von Absinth in Frankreich verboten. Damit wurde die Hochkonjunktur eines Getränks durch die gleiche Kraft beendet, die sie geschaffen hatte: das französische Militär.

Pernod entfernte die Wermutpflanze aus der Rezeptur und brachte den noch heute bekannten »Pastis« auf den Markt. Da dieses Getränk jedoch nicht die gleiche Wirkung hatte, konnte es nie die Popularität des Absinths erreichen. Wegen seines hohen Gehaltes an pflanzlichen Bitterstoffen wurde schon der klassische Absinth zum Trinken in der Regel mit kaltem Wasser verdünnt. Dadurch werden die ätherischen Öle ausgefällt und man erhält ein milchig weißes Getränk. Das ist es, was den Absinth und den Pernod, wie wir ihn heute noch kennen, miteinander verbindet.

Der Absinthkonsum spielte in Deutschland nie eine bedeutende Rolle. Dennoch wurde mit Inkrafttreten des »Absinth-Gesetzes« vom 24.4.1923 in Deutschland verboten, »den als Absinth bekannten

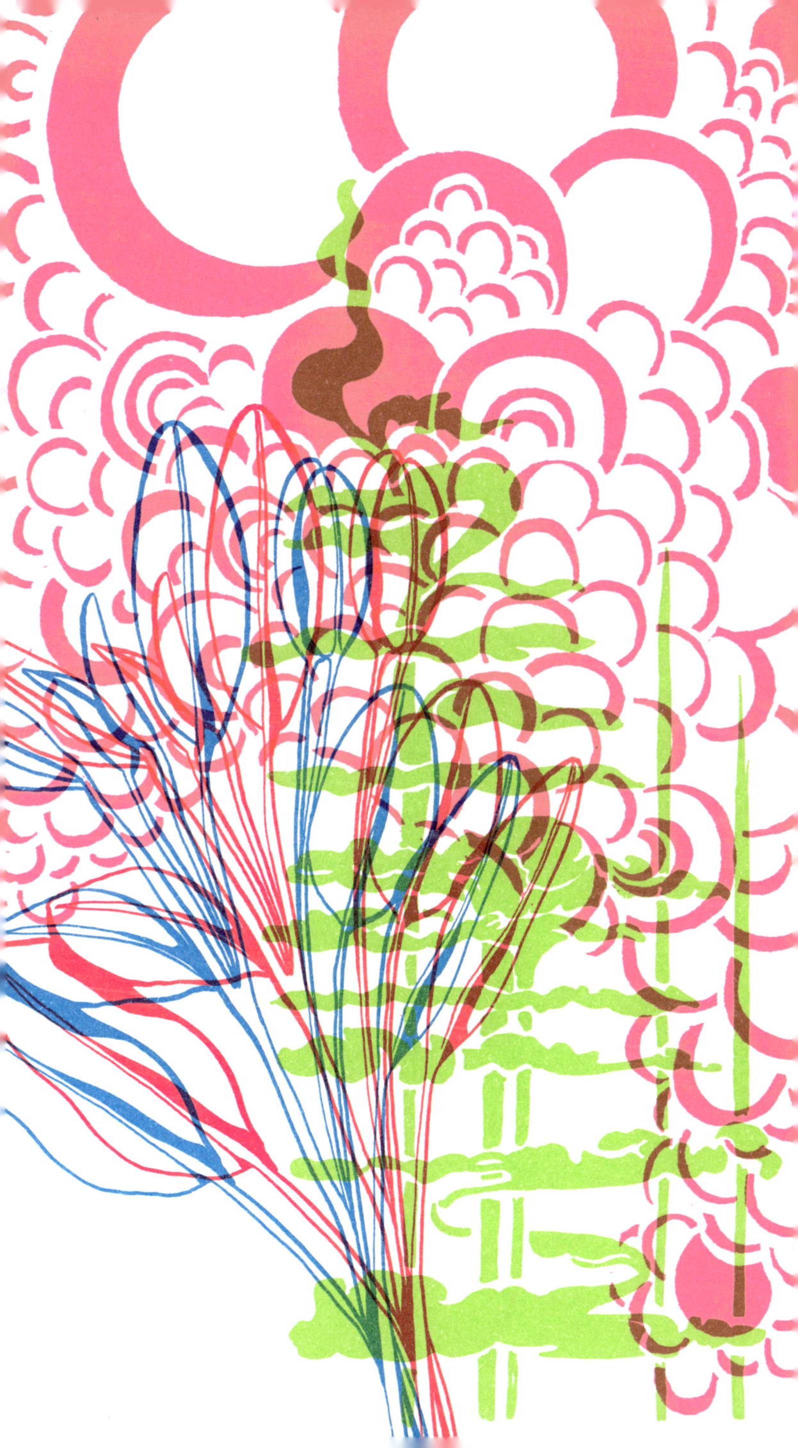

Trinkbranntwein, ihm ähnliche Erzeugnisse oder die zur Herstellung derartiger Getränke dienenden Grundstoffe herzustellen, einzuführen, zum Verkauf vorrätig zu halten, zu verkaufen oder sonstwie in den Verkehr zu bringen«. Dieses Verbot erstreckte sich sogar auf die Erstellung einer Rezeptur.

Das Absinthgesetz trat Ende 1981 außer Kraft, die Rechtslage blieb aber beinahe unverändert. Eine grundlegende Änderung trat erst mit der derzeit gültigen europäischen Aromenverordnung in der Fassung von 1998 ein, die die Verwendung thujonhaltiger Pflanzen und Pflanzenteile (Wermutkraut, Beifuß) sowie von Aromaextrakten aus solchen Pflanzen gestattet. Obwohl das Verwendungsverbot von Thujon offiziell erhalten blieb, sind nun die Grenzwerte für Thujon in der fertigen Spirituose maßgeblich. Die Grundannahme dieser Richtlinien ist, dass durch den Alkoholgehalt bzw. die pflanzlichen Bitterstoffe keine größeren Mengen Thujon durch einen Menschen aufgenommen werden können.

DAS KRAUT DES LISSABONNER GESANDTEN

Nicotiana tabacum

Jean Nicot sollte 1559 als Privatsekretär des französischen Königs Heinrich II. in Lissabon die Heirat von Margarete von Valois, der damals 6-jährigen Tochter des Königs, organisieren. Die Ehe kam nicht zustande, vielleicht auch, weil Heinrich II. im selben Jahr bei einem Turnier anlässlich der Hochzeit seiner ältesten Tochter Elisabeth zu Tode kam. Nicot jedenfalls verblieb als Gesandter des französischen Hofs in Lissabon und lernte so auch das Neuste aus den portugiesischen Kolonien in Südamerika kennen. Der mit ihm befreundete Botaniker Damian de Goës machte ihn mit der Indigopflanze und mit der Tabakpflanze bekannt, die der Botaniker selbst züchtete, obwohl andere Quellen behaupten, Nicot habe die Tabaksamen von einem flämischen Händler erworben und die Pflanzen in seinem Garten gezüchtet.

Der Tabak wurde auf seinem Ursprungskontinent von den dort lebenden Menschen auf fast alle erdenklichen Arten konsumiert: Kauen der Blätter in Verbindung mit Kalk, Trinken eines Tabaksuds, Schnupfen der getrockneten und geriebenen Blätter, Rauchen von kleinen Tabakkrümeln, die in ein großes Blatt gerollt waren, sowie Rauchen von Tabakkrümeln durch Schilfrohre oder Pfeifen aus Ton, Holz, Stein oder Schildpatt. Jean Nicot kam nun zu der Überzeugung, dass die breite Anwendung dieser Pflanze mit ihrer Heilwirkung zu tun haben müsse, und pries sie in Briefen an kranke Mitglieder des französischen Hofes als Heilmittel gegen Gallenerkrankungen, Gesichtsrötungen und Infektionskrankheiten. Schließlich schickte er Tabakpulver an Katharina von Medici, die es zur erfolgreichen Behandlung der Migräne ihres Sohnes Franz II. nutzte. Die Substanz erhielt den Namen »Kraut von Nicot« oder auch »Pulver der Königin«.

Als schließlich Carl von Linné die Tabakpflanze in seine »Species plantarum« aufnahm, gab er ihr den lateinischen Namen *Nicotiana*. Und wie jede gute Giftpflanze enthält auch der Tabak ein nach dem lateinischen Namen dieser Pflanze benanntes giftiges Alkaloid. Die Herbstzeitlose *(Colchicum autumnale)* enthält das Colchichin, die Brechnuss *(Strychnos nux-vomica)* das Strychnin und die

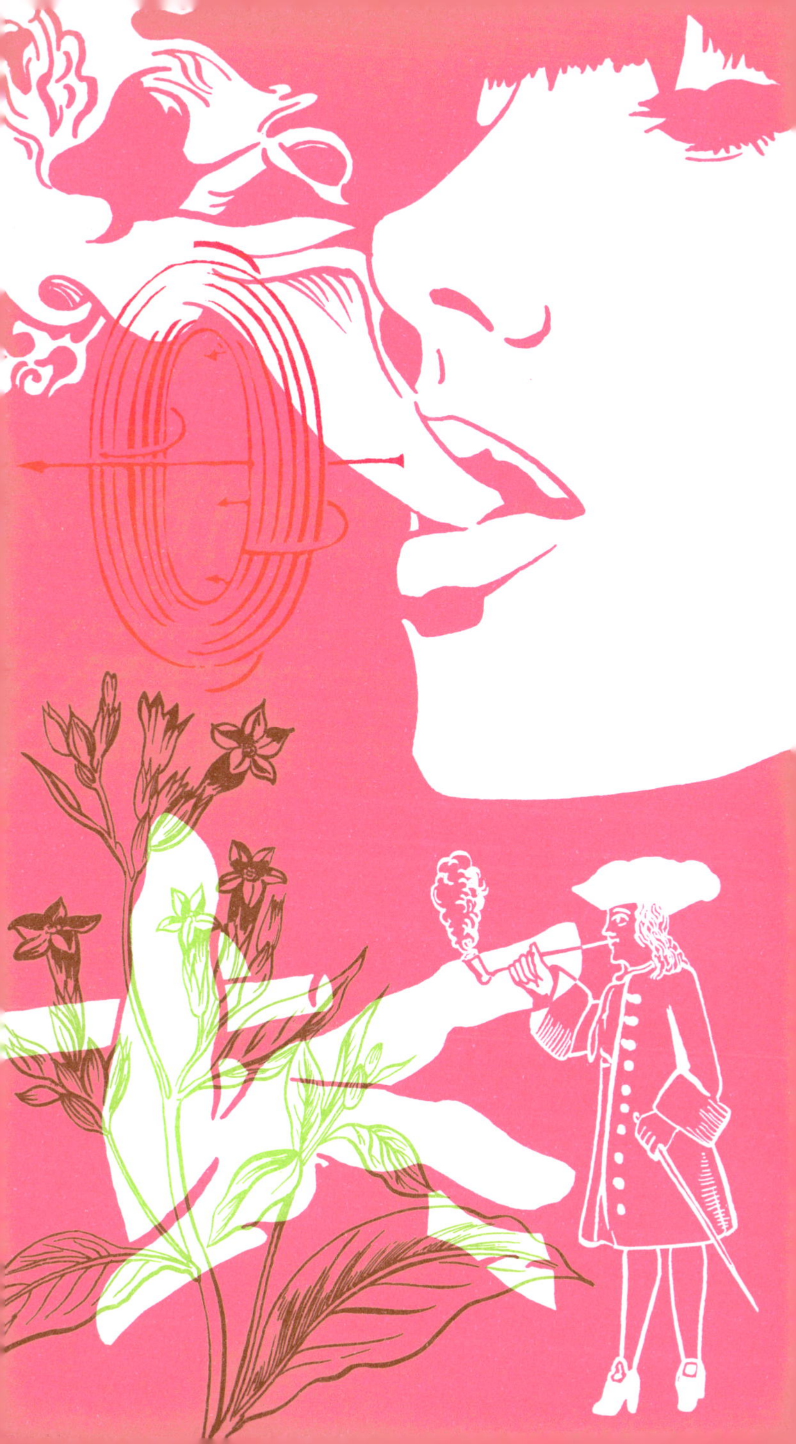

Tabakpflanze *(Nicotiana tabacum)* eben das Nikotin, eine der wohl stärksten psychoaktiven Substanzen überhaupt.

Heute weiß man, dass Nikotin für das hohe Abhängigkeitspotenzial des Tabaks verantwortlich ist. Nach nur wenigen Anwendungen kann ein Mensch nikotinabhängig werden, sonst wäre Tabak niemals so erfolgreich gewesen, denn wohl niemand hat je behauptet, dass ihm oder ihr der erste Zug einer Zigarette gut geschmeckt hätte. Es ist der Geschmack der Verbrennung eines getrockneten Unkrauts, das in Papier eingewickelt ist und dessen Rauch durch einen Zellulosefilter durch die Mundhöhle in die Lunge gesogen wird. Aber es stellt sich heraus, dass der Körper über Rezeptoren verfügt, an denen das Nikotin wirken kann und dadurch die unvergleichliche Wirkung einer Beruhigung bei gleichzeitiger Steigerung der Konzentration des Konsumenten herbeiführt. Dieser positive Effekt, der bei schneller Aufnahme in den Körper durch Rauchen oder Schnupfen besonders ausgeprägt ist, wird von den Konsumenten gern mehrfach täglich wiederholt.

Kurz nachdem der Tabak auf den europäischen Kontinent gelangte, kamen Sorgen über sein Ab-

Genu

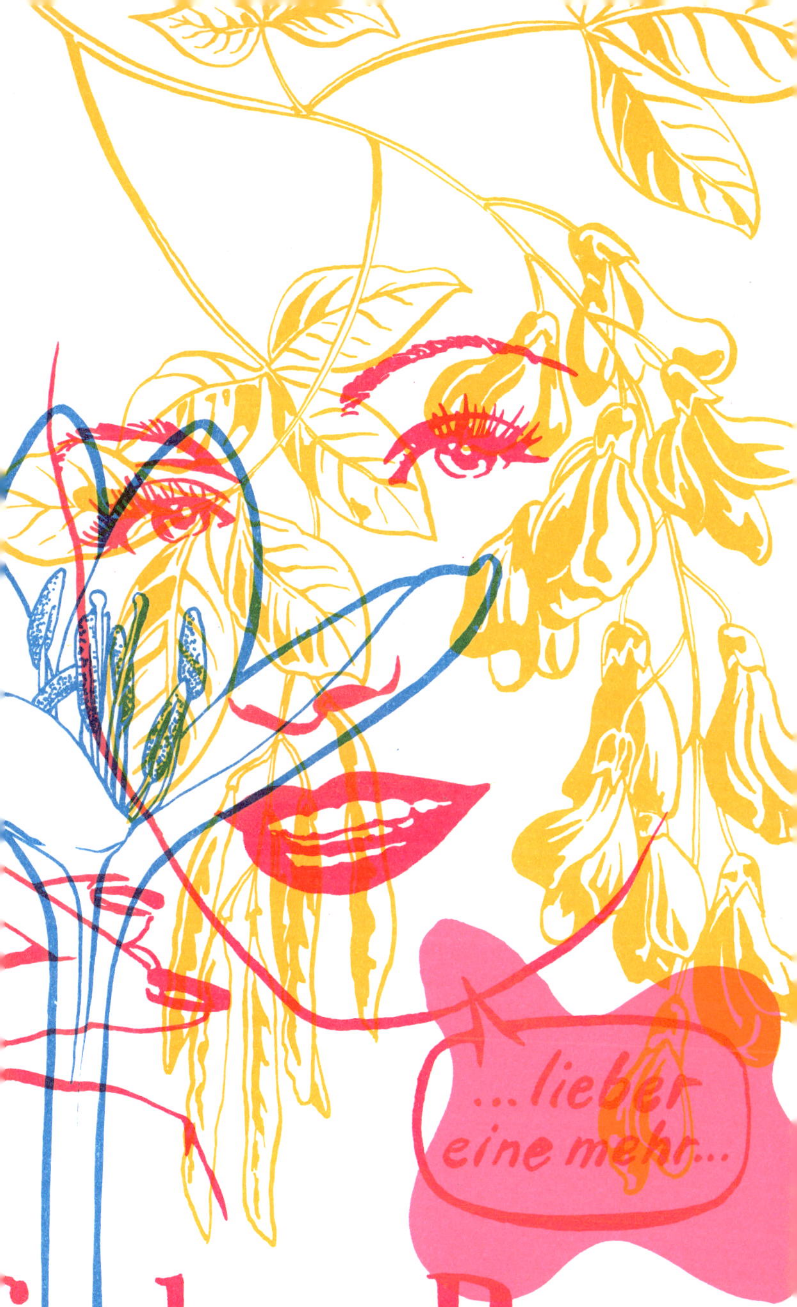

ohne Reue

hängigkeitspotenzial auf. Jakob I. veröffentlichte während seines Regnums als König von England »A Counterblast to Tobacco«, in dem er immerhin schon 1603 postulierte: »Der *Tabak* ist nicht einfach von trockener und heißer Qualität, sondern verfügt über eine gewisse giftige Eigenschaft in Verbindung mit seiner Hitze.« Es gab zahllose Versuche, den Tabakgebrauch zu verbieten, die vor allem dazu führten, dass die Pflanze nicht mehr legal (mit guten Steuereinnahmen) verkauft, sondern illegal geschmuggelt wurde.

Immerhin 80 Prozent aller deutschen Männer (und 20 Prozent der Frauen) waren in den 1930er-Jahren Raucher, was dazu führte, dass Deutschland der weltweit größte Tabakimporteur war. Dies war sicherlich auch der Grund, warum die Nazis etwas gegen das Rauchen hatten und somit immerhin die erste Kampagne gegen das Rauchen initiierten, die sich auf gesundheitliche Schädigungen durch den Tabakrauch bezog.

Solche Schädigungen blieben mit tatkräftiger Unterstützung der Tabakindustrie umstritten. Der ADAC empfahl noch in seiner »Motorwelt« vom März 1952, dass die Fahrleistung unter Alkoholeinfluss sich durch Rauchen bessere. »Wenn Sie schon betrunken Auto fahren, dann rauchen Sie wenigstens dabei«, könnte man diese Empfehlung des größten deutschen Automobilclubs von damals zusammenfassen. Die Tabakindustrie wehrte sich jahrzehntelang mit allen erdenklichen Mitteln gegen die Verbreitung des Wissens von den gesundheitlichen Gefahren des Tabakkonsums. Noch in den 1960er-Jahren glaubte nur ein Drittel aller amerikanischen Ärztinnen und Ärzte, dass Rauchen erwiesenermaßen gesundheitsschädlich sei.[7] Das ist bemerkenswert angesichts der langen Liste von Krebserkrankungen, denen eine Verbindung zum Tabakkonsum nachgewiesen werden konnte.

Nicht nur der Raucher, auch sein Körper gewöhnt sich an die täglichen Nikotindosen. Dadurch führt der Verzicht auf Nikotinprodukte zu schlechter Laune und Unkonzentriertheit – genau die Probleme, die man irgendwann einmal durch den Nikotinkonsum gelöst hatte. Dadurch hat Tabak von allen Rauschmitteln das höchste Abhängigkeits-

7 *The history of the discovery of the cigarette-lung cancer link: evidentiary traditions, corporate denial, global toll.* R. Proctor, Tobacco Control, Jan. 2013

potenzial, höher als Heroin oder Kokain. Zwar sind die Entzugserscheinungen nicht so schlimm wie bei diesen beiden anderen pflanzlichen Giften und auch der Rausch ist nicht so ausgeprägt, doch die stoffliche Abhängigkeit vom Nikotin ist die stärkste bekannte Sucht, und die Rückfallquoten bei Rauchentwöhnung sind mit 80 % besonders hoch.

Bei starken Suchterkrankungen mit hohen gesellschaftlichen Folgekosten empfehlen sich oft Substitutionsbehandlungen. Diese bedeuten, dass die Wirkung des Suchtstoffs im Körper imitiert wird, ohne dass der Konsument oder die Konsumentin den Stoff selbst einnimmt. Interessanterweise gibt es neben Pflastern, Kaugummis und Dampf auch eine Pflanze, die bei der Heilung der Nikotinabhängigkeit helfen könnte.

Goldregen (Laburnum), auch Bohnenbaum, Goldrausch oder Gelbstrauch genannt, ist eine Pflanzengattung aus der Unterfamilie der Schmetterlingsblütler (Faboideae) in der Familie der Hülsenfrüchtler (Fabaceae). Der Gemeine Goldregen (Laburnum anagyroides) ist aufgrund seiner gelben Blütenpracht ein sehr beliebter Zierstrauch und wurde 2012 zur Giftpflanze des Jahres gewählt.

Goldregen enthält das Alkaloid Cytisin, das stimulierend auf nikotinische Acetylcholinrezeptoren wirkt und damit einen nikotinähnlichen Effekt hat. So wurden im Ersten Weltkrieg teilweise Goldregenblätter als Tabakersatz verwendet. Der Vorteil des Cytisins ist, dass es offenbar nicht süchtig macht.[8] Der bulgarische Apotheker Straschimir Ingilisov entwickelte aus Cytisin ein Rauchentwöhnungsmittel, das bereits seit 1964 in Bulgarien unter dem Markennamen Tabex vertrieben wird. In den Jahren 1964 bis 1989 war es in den Ostblockstaaten zur Raucherentwöhnung erhältlich. Aufgrund des Kalten Krieges kam es nie zu einer Zulassung in den westlichen Staaten. Heute findet Cytisin außer in Bulgarien noch in Polen unter verschiedenen Markennamen Anwendung, seit März 2018 ist es ferner als Asmoken in Österreich zugelassen.

8 *Cytisine versus nicotine for smoking cessation*. N. Walker et al., New England Journal of Medicine, Dez. 2014

Cytisin ist auch das pflanzliche Vorbild für das synthetische Vareniclin, das seit Anfang des 21. Jahrhunderts zur Behandlung der Nikotinabhängigkeit eingesetzt wird.

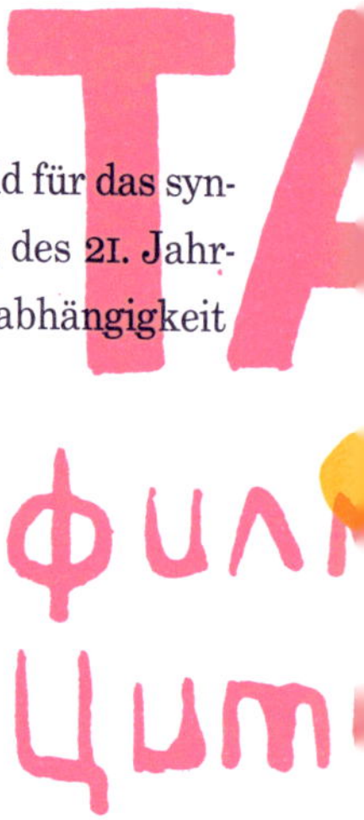

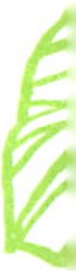

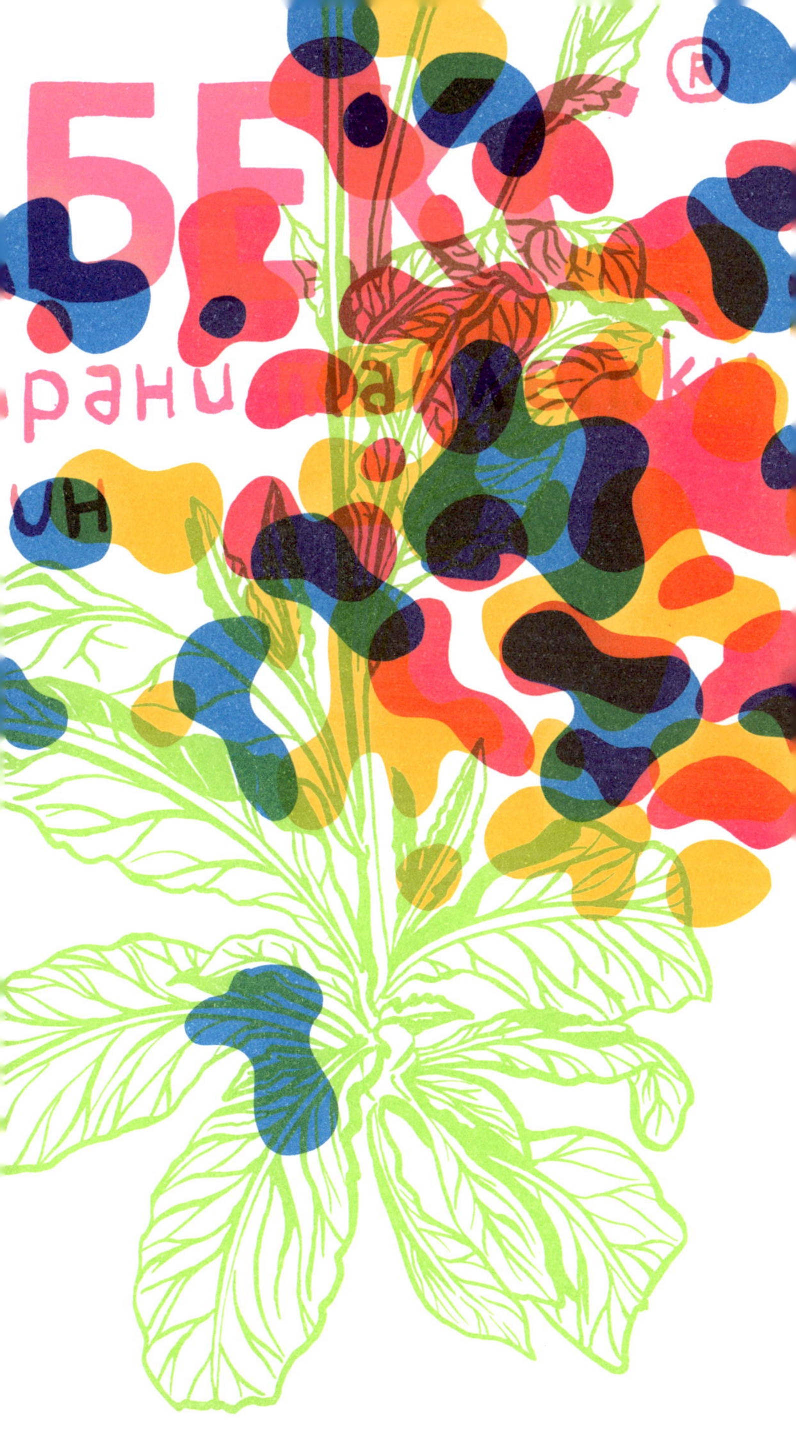

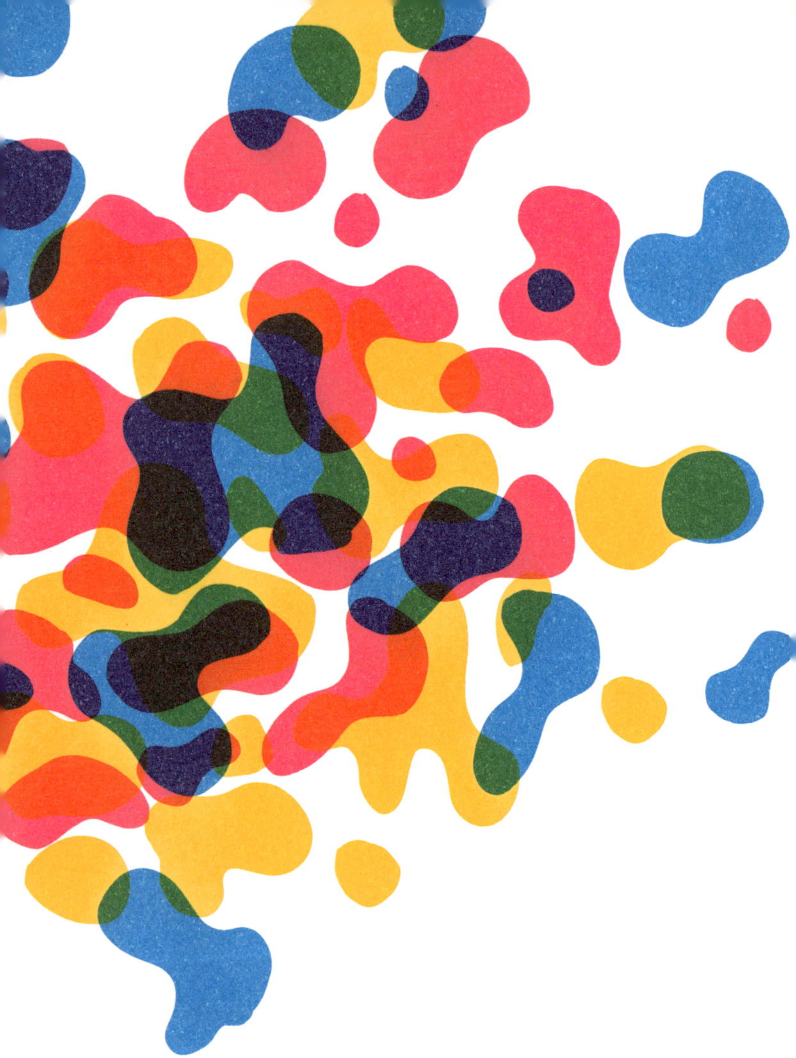

KAUEN UND SPRECHEN

Catha edulis

Kat wird auf viele Arten in westlichen Sprachen geschrieben: Cat, Cath, Qat, Quat oder Khat. Im Deutschen gibt es auch das Synonym *Abessinischer Tee*. Aus naheliegenden Gründen haben wir uns für die Schreibweise »Kat« entschieden.

Der persische Wissenschaftler Abu Rayhan al-Biruni erwähnte schon im 11. Jahrhundert den Kat-Strauch in seiner Veröffentlichung über medizinisch wirksame Pflanzen. Spätestens seit dem 19. Jahrhundert ist der weitverbreitete Konsum von Kat in den Ländern am Golf von Aden – also im Jemen, in Äthiopien, in Somalia und in Nord-Kenia – gut belegt. In Somalia und Jemen heißt die Pflanze »Blume des Paradieses«.

Der Kat-Strauch ist ein anspruchsloses Spindelholzgewächs, das in den Hochländern Äthiopiens und Kenias wächst. Gegner des Kat-Konsums haben den Rückgang der jemenitischen Kaffeeproduktion auf die Zunahme des Kat-Handels zurückgeführt, allerdings wird der Strauch vor allem in Gebieten angebaut, die sich nicht für Kaffeeanpflanzungen eignen. Das logistische Problem des Kat-Handels besteht darin, dass die Pflanzen in frischem Zustand zu ihren Konsumenten kommen müssen, da sie bei Austrocknung ihre Wirkstoffe zu verlieren scheinen. Vermutlich ist das auch ein wichtiger Grund dafür, dass die Substanz nie eine über ihre Ursprungsregion hinaus wesentliche Verbreitung fand. Nachdem die WHO den Konsum jahrzehntelang nur beobachtet und als regionales Problem eingeschätzt hatte, veröffentlichte man 2006 eine formale Überprüfung, in der die Pflanze, ihr Anbau und Konsum als problematisch eingeschätzt wurden.

In einigen westlichen Ländern mit somalischen oder jemenitischen Einwanderern ist Kat inzwischen verboten, aber in den Haupt-Nutzungsländern selbst ist man zögerlich mit einem Verbot, weil ein solches in den vergangenen 500 Jahren immer wieder diskutiert wurde, aber politisch nicht durchsetzbar war. Kat ist ebenso fest in den Kulturen seiner Haupt-Konsumländer integriert wie der Alkoholkonsum in der westlichen Welt. Der höchste Imam im Jemen, Al-Mutawakkil Yahya Sharaf ad-Din, versuchte schon im 16. Jahrhundert

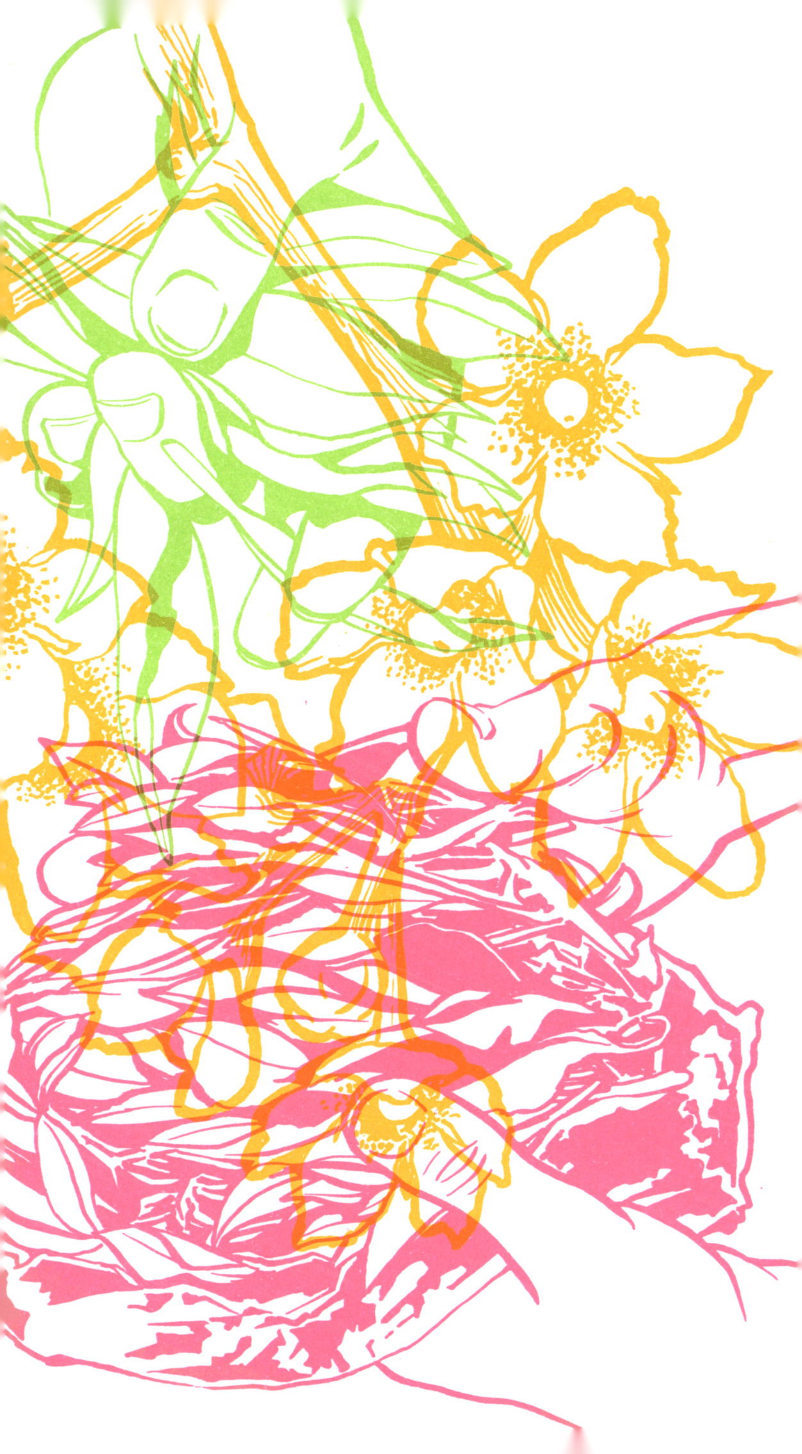

ebenso ausdrücklich wie vergeblich, den Konsum von Kat auf eine Stufe mit den anderen im Islam verbotenen Rauschmitteln zu stellen – doch auch er scheiterte.

Die Kat-Konsumenten – im Jemen konsumieren beispielsweise mehr als 80 Prozent der Männer und mehr als 50 Prozent der Frauen diesen Stoff[9] – treffen sich zu nachmittäglichen Sitzungen und stecken sich nach und nach die jungen Blätter in die Wangen. Dabei formt sich ein Bällchen, das man immer wieder anfeuchtet und aussaugt, um die gewünschte Wirkung zu erzielen. Die Pflanze enthält (das natürlich nach ihr benannte) Cathin, ein dem Amphetamin vergleichbares, eher schwach wirksames Stimulans. Es wirkt appetitmindernd, antriebssteigernd und konzentrationsfördernd. Die Konsumenten schwatzen also gern miteinander, so sind die nachmittäglichen Sitzungen auch Teil der lokalen Kommunikationsstruktur.

9 *Qat Consumption among Women Living in Yemen*. S. El-Zaemey et al., International Journal of Occupational and Environmental Medicine, Apr. 2014

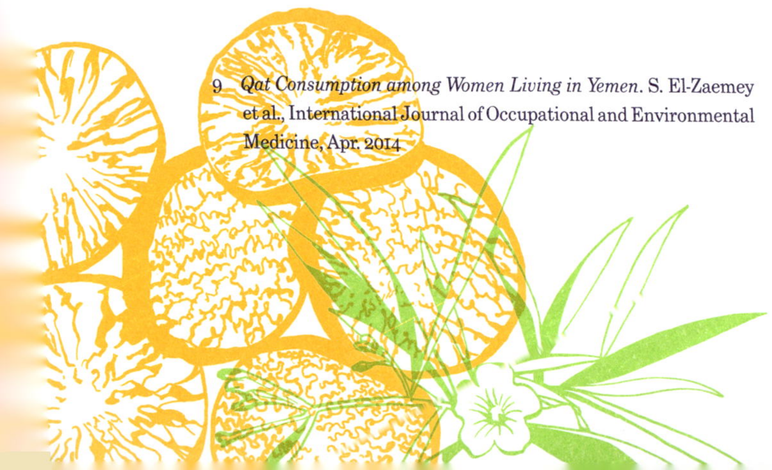

Mit den erweiterten Möglichkeiten in einer industrialisierten Welt haben sich auch die Möglichkeiten des Kat-Handels erweitert. Die Pflanzen werden heute in ausgeklügelten Logistik-Ketten aus dem äthiopischen Hochland auf die Märkte Somalias gebracht. Um die Produktion nicht zu gefährden, werden zunehmend Pestizide zum Schutz der Pflanzen vor Insekten verwendet, was als ein wichtiger Grund dafür angenommen wird, dass die Inzidenz von Krebserkrankungen der Mundhöhle im Jemen sehr hoch ist.[10]

Aber die Verteidiger von Kat sagen, dass die Pflanze und ihr Konsum nun einmal Teil dieser Kulturen seien. Während die Menschen bei der im Mittelmeerraum bekannten Siesta nur ruhen, werden beim gemeinsamen Kat-Kauen immerhin auch Geschäfte besprochen. Außerdem handele es sich bei den Ländern nicht um Industrienationen westlicher Prägung, sodass ein Arbeitstag von 8 Uhr morgens bis 17 Uhr abends nicht wesentlich für den Be-

10 *Khat and cancer.* M.V. Math & Y.R. Kattimani, British Dental Journal, 2016

stand der Gesellschaft sei.[II] Zudem verschaffe der Konsum der Droge den Menschen eine Ausflucht aus ihrem hoffnungslosen Leben. Doch es scheint kaum vorstellbar, wie ein echter Ausweg gelingen soll, wenn die Menschen ihre gesamte Lebensenergie und ihr ganzes Geld in die Beschaffung dieser Droge investieren, deren Anbau zudem einen sehr hohen Wasserverbrauch in einer der trockensten Weltregionen zur Folge hat und deren größte Profiteure in aller Regel äußerst unangenehme Menschen sind.

Doch muss konstatiert werden, dass sich die Menschen überall Dinge zum Kauen in den Mund stecken. So konsumieren in Südostasien die Menschen noch viel exzessiver Betelnüsse in der einen oder anderen Form. Mehr als 450 Millionen Menschen verbringen ihre Tage mit dem Kauen von Betelnüssen. Das in ihnen enthaltene Arecolin wirkt ähnlich wie Nikotin, sein dauerhafter Konsum führt wie bei Kat und Kautabak zu schlimmen Krankheiten der Mundregion.

II *The Flower of Paradise: The Institutionalized Use of the Drug Qat in North Yemen.* J. G. Kennedy, 1987

Die Aborigines in Australien kauen traditionell Pituri, eine Mischung aus Holzasche und Blättern verschiedener Pflanzen wie Tabak oder *Duboisia hopwoodii,* eine ebenfalls nikotinhaltige Pflanze. Die Ureinwohner Südamerikas wiederum kauten vermutlich über Jahrtausende die Blätter des Coca-Strauchs, und wäre das Kokain nicht aus diesen Blättern isoliert worden, um dann in Reinform die Märkte der westlichen Welt zu erobern, würde man auch das Kauen der Coca-Blätter heute lediglich als ein regionales Stimulans betrachten, so wie eben anderswo starker Kaffee getrunken wird.

Übrigens ist ein Mythos wahr: Der Korse Angelo Mariani entwickelte ein alkoholisches Genussgetränk mit Coca-Blättern, den *Vin Mariani,* der 1863 auf den Markt kam und Anklang bei den Größen seiner Zeit wie Jules Verne, Arthur Conan Doyle, Henrik Ibsen und Königin Victoria fand. Der amerikanische Apotheker und Bürgerkriegsveteran John Stith Pemberton brachte auf dieser Grundlage 1866 »Pemberton's French Wine Coca« mit großem Erfolg auf den amerikanischen Markt. Es hatte ihn selbst von seiner Morphiumabhängigkeit geheilt und so konnte er seinen Trank als Heilung

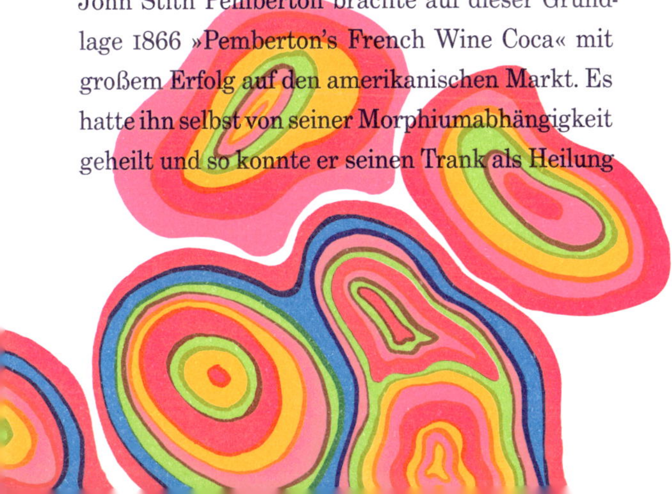

für die vielen ehemaligen Soldaten anpreisen, die durch die Behandlung von Verletzungen wie er opiumabhängig geworden waren. Das Getränk wurde anfangs vor allem in Apotheken verkauft.

Coca galt damals noch als harmlose Pflanze, aber der Alkohol machte Pemberton einen Strich durch die Rechnung: 1886 musste er aufgrund der Prohibition den Alkohol aus seiner Rezeptur entfernen. Um den alkoholischen Effekt wenigstens zu simulieren, wich er auf kohlensäurehaltiges Wasser aus. Er nannte das Getränk wegen des guten Klangs »Coca-Cola«. Erst 1904, 16 Jahre nach Pembertons Tod, musste das Kokain aus dem Originalrezept entfernt werden, obwohl das Getränk weiterhin einen gewissermaßen entkokainisierten Extrakt aus Coca-Blättern enthält, sodass also bis heute tonnenweise Coca-Blätter mit einer Ausnahmeregelung in die USA importiert werden.[12]

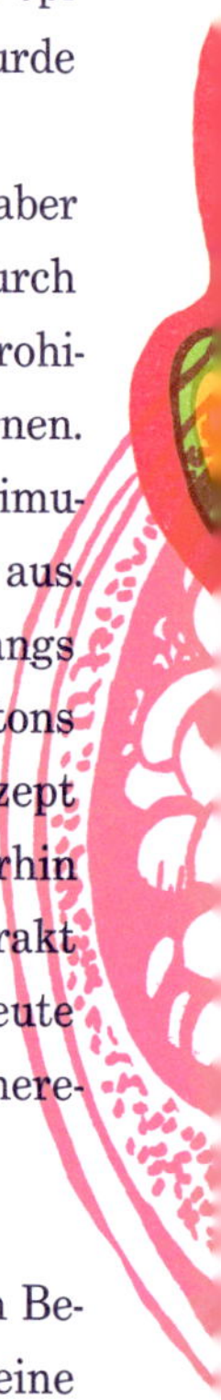

So sollte man sich also über den Konsum von Betelnüssen oder Pituri oder Kat vorsichtig eine Meinung bilden, besonders wenn man gerade rau-

12 *$55 Million Worth of Cocaine Showed Up at a Coca-Cola Plant.* M. Pomranz, Food & Wine, Sept. 2016

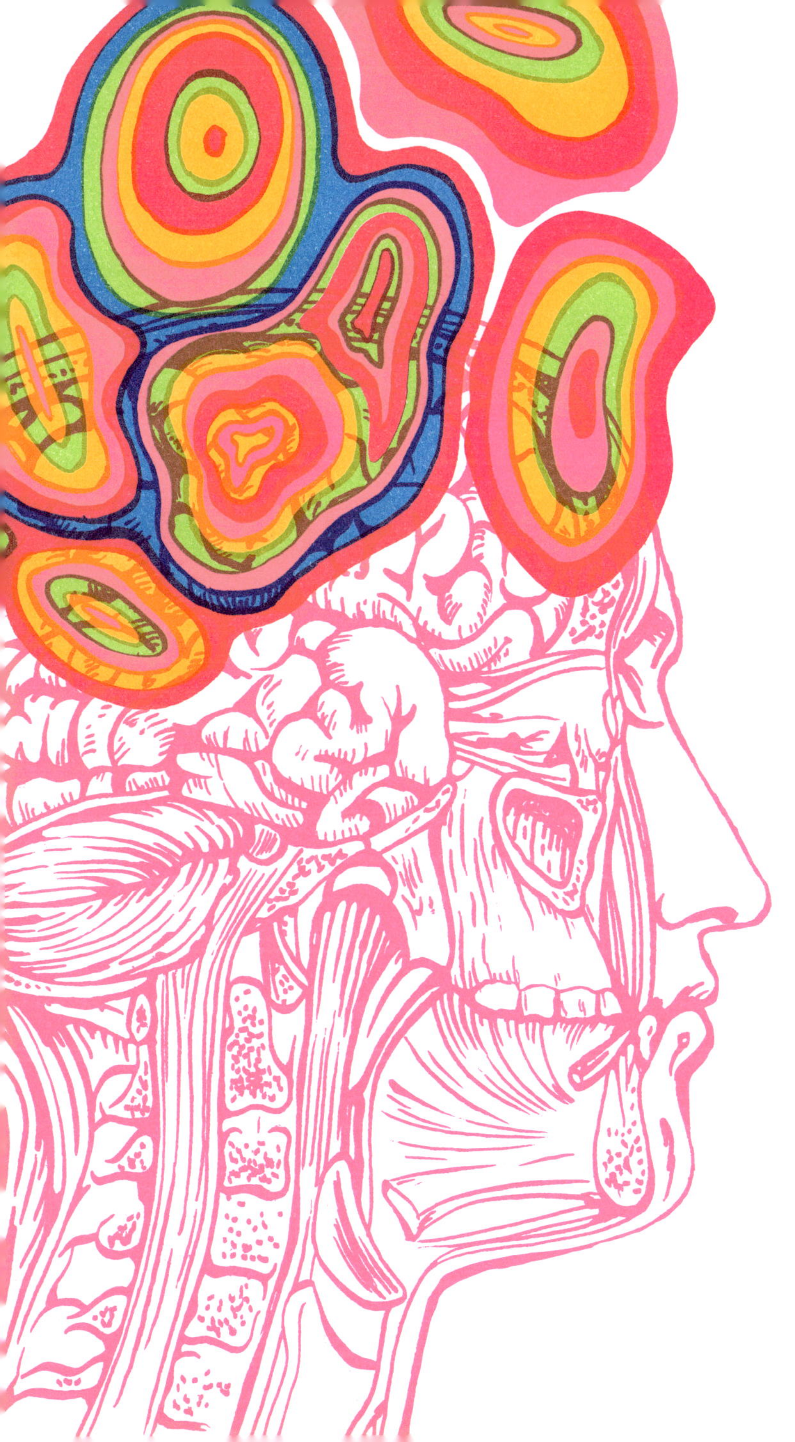

chend mit einer Cola in der Hand an einer der zahllosen Imbissbuden vorbeigeht. Denn auch hier stillen Menschen in der Regel nicht ihren bohrenden Hunger oder schützen sich vor dem Verdursten. Vielleicht gehört die orale Stimulation viel mehr zu uns Menschen, als wir uns dies vorstellen wollen.

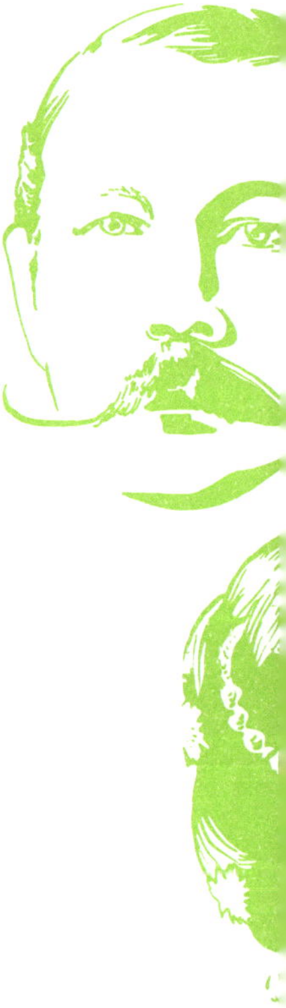

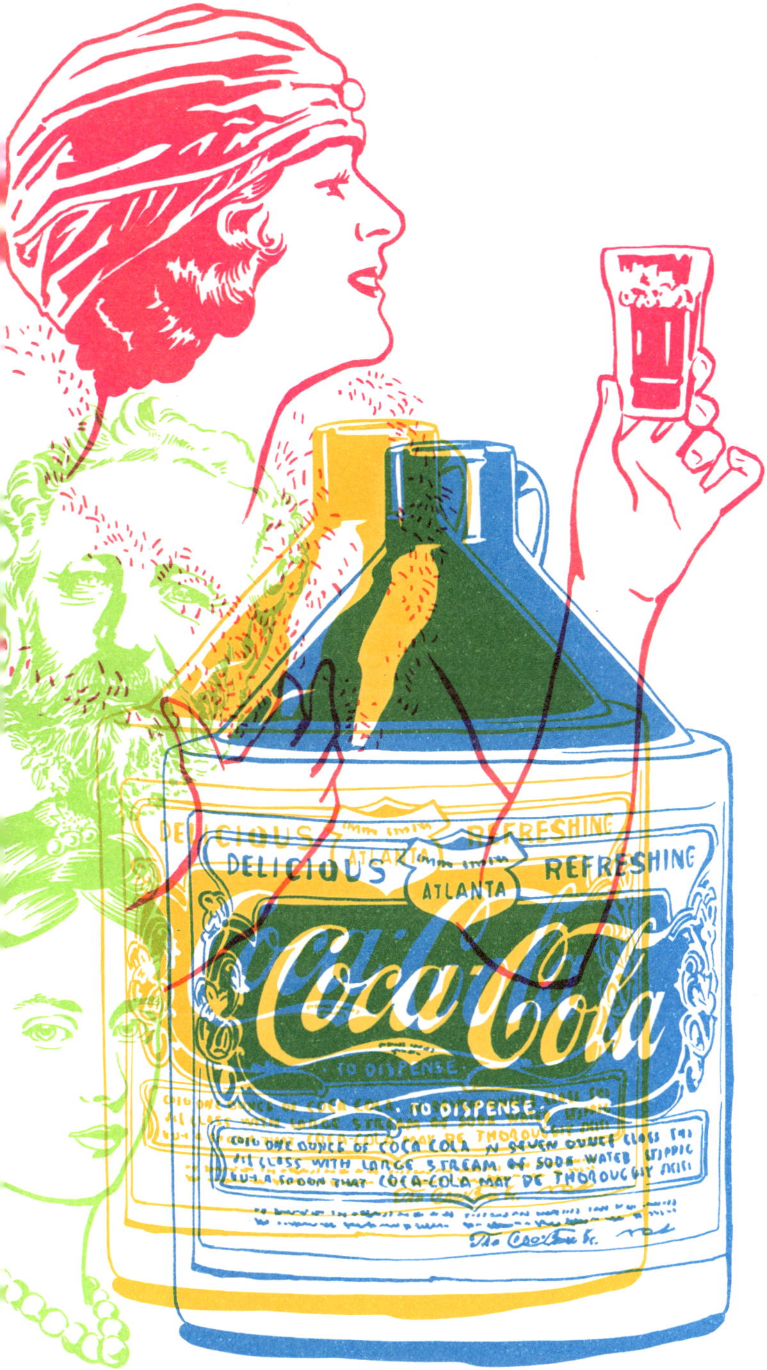
DELICIOUS
REFRESHING
ATLANTA
Coca-Cola
TO DISPENSE

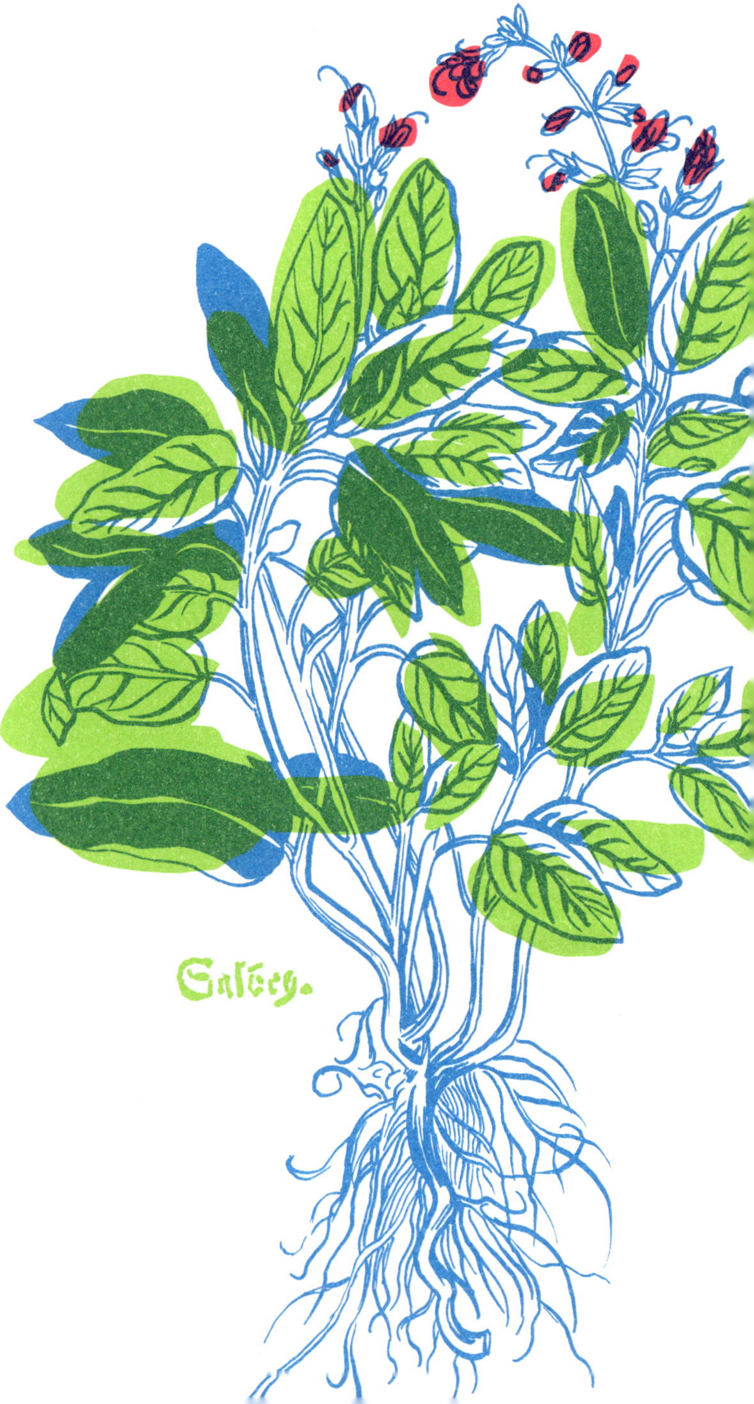
Salbey.

DIE HEIMISCHE HEXENKÜCHE

Psychoaktive Gewürze

Wer sich selbst für völlig unverdächtig bezüglich psychoaktiver Pflanzen halten sollte, kann sich vom eigenen Gewürzregal eines Besseren belehren lassen.[13] Wenn man eine sehr weit gefasste Definition von »psychoaktiv« gelten lässt, ist ohnehin jede Zutat, die lediglich den Geschmack einer Speise beeinflussen soll, psychisch aktiv. Aber auch in einem enger gefassten Verständnis gibt es zahllose psychoaktive Substanzen im heimischen Gewürzregal.

So galt der Salbei im Altertum als ein Allheilmittel: »Wie kann ein Mensch sterben, wenn Salbei in seinem Garten wächst?«, fragte darum ein medizinisches Lehrgedicht im *Regimen sanitatis Salernitanum* um 1100, auch wenn die traurige Antwort lautet: »Gegen den Tod ist kein Kräutlein im Garten gewachsen.« Beachtlich, dass im Mittelalter medizinische Lehrbücher noch in Hexameter verfasst wurden.

13 *Taking the spice route: Psychoactive properties of culinary spices.* J. Bourgeois, U. Parthasarati, A. Hategan, Current Psychiatry, 2014

Doch Salbei galt bei äußerlicher Anwendung als heilend zur Wundbehandlung, bei Gurgeln als heilend bei Verletzungen der Mundhöhle und Halsregion, als reinigend für Leber und Niere, als schleimlösend bei Bronchitis und als hilfreich bei Magen-Darm-Erkrankungen. Ungefähr das einzige damals bekannte Organ, bei dessen Erkrankung Salbei *nicht* helfen konnte, war anscheinend das Herz, was angesichts der herzförmigen Blätter vieler Salbei-Arten verwunderlich ist. Auch heute wird Salbei noch gern bei Erkrankungen der oberen Atemwege in jeder erdenklichen Form eingenommen, seine Wirkung auf innere Organe ist nicht belegt.

Ein mittelalterliches englisches Sprichwort wusste: »He who would live for aye, must eat sage in May« (Für ein ewiges Leben musst du Salbei im Mai dir geben). Das ist vor allem auch deshalb interessant, weil der Thujongehalt des Salbeis im englischen Mai am höchsten ist und Thujon als der andere psychoaktive Bestandteil im Absinth (nach dem Alkohol) gilt.

Eine besondere Rolle spielt der sogenannte Azteken-Salbei (Salvia divinatorum), auch Wahrsager-

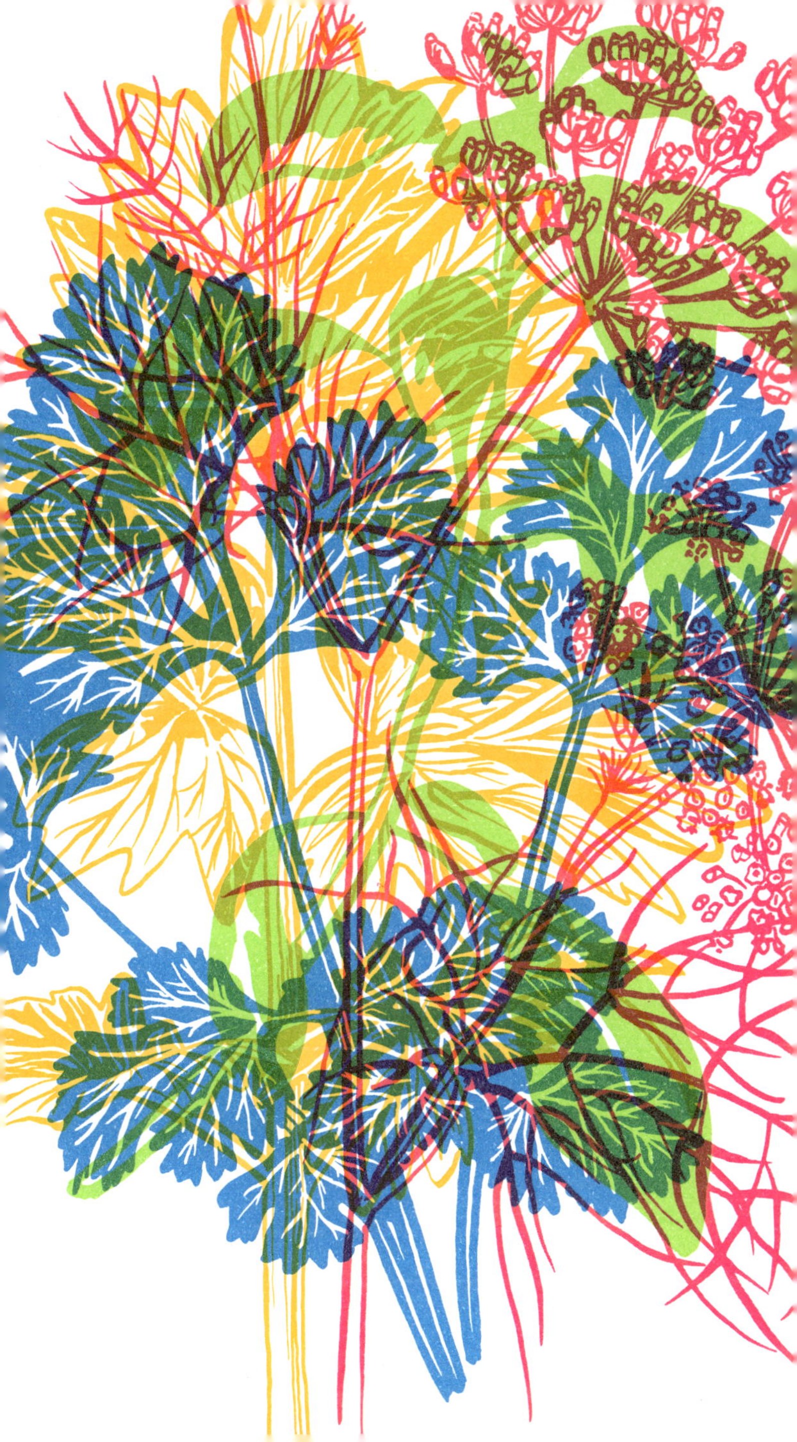

Salbei genannt. Dieser enthält neun verschiedene Salvinorine, von denen zumindest einer Halluzinationen auslösen kann. Diese Salbei-Art fällt seit 2008 unter das Betäubungsmittelgesetz und darf somit in Deutschland nicht vertrieben werden. Auch in vielen anderen Ländern sind Besitz und Verkauf dieser Pflanze illegal.

Der böhmische Naturforscher Jan Evangelista Purkyně (1787–1869) revolutionierte die Zellforschung, eine bestimmte Art von Nervenzellen ist bis heute nach ihm benannt. Doch er war auch einer der Forscher, die interessante Substanzen an und in ihrem eigenen Körper untersuchten. So nahm Purkyně im Rahmen eines solchen Selbstversuchs bis zu drei ganze Muskatnüsse zu sich und beschrieb dadurch eine angenehm einschläfernde Wirkung mit lebhaften Träumen, während er bei gleichzeitiger Einnahme von 8 Gramm Muskatnuss mit Weinbrand Unruhe und Schwindel verspürt habe.[14]

14 *Einige Beiträge zur physiologischen Pharmacologie.* J.E. Purkinje, Neue Breslauer Sammlungen aus dem Gebiete der Heilkunde, 1829

Der in Muskatnüssen enthaltene psychoaktive Wirkstoff Myristicin findet sich auch in Dill, Petersilie und Liebstöckl. Doch in den üblichen, in einer Küche eingesetzten Dosierungen ist keine Vergiftung durch den Einsatz dieser Gewürze zu erwarten, auch wenn früher in Bier geriebene Muskatnuss als Mittel zur Abtreibung eingesetzt worden sein soll. Im Gegensatz zu früheren Annahmen, dass Myristicin amphetaminartig oder halluzinogen wirken soll, belegen aktuelle Forschungsergebnisse eher eine Hemmung der Monoaminoxidase durch diesen Stoff. Diese Hemmung ist ein Funktionsmechanismus von Antidepressiva, was übrigens viel mehr mit den 200 Jahre alten Beobachtungen von Purkyně übereinstimmen würde.

Die auf Muskatnuss zurückgeführten Psychotrips, die sich seit Purkyněs Forschungsarbeit immer wieder in Berichten drogenaffiner Naturfreunde finden lassen, beruhen insofern wohl eher auf einer starken Wirkungserwartung, die dann mit der eintretenden physiologischen Wirkung gleichgesetzt wird. Niemand konsumiert drei ganze Muskatnüsse, um hinterher nichts zu spüren, also begrüßt man erfreut die einsetzende Wirkung als den erhofften Rausch. Mich erinnert das an Tonaufnahmen, die angeblich bei Konzerten der *Beatles* zu ihrer Blütezeit gemacht wurden, auf denen man aber kaum die Musik und nahezu ausschließlich das Kreischen ihrer begeisterten Fans hören kann. Nach emotionsloser Logik war das Konzertereignis kaum wahrnehmbar, dennoch werden die weitaus meisten den Abend in begeisterter Erinnerung behalten haben.

Allerdings gibt es auch in der modernen Literatur Fallbeschreibungen von chronischen Psychosen, die im Zusammenhang mit dem Gebrauch von Muskatnuss als Rauschmittel stehen.[15] Insofern kann auch hier von solchen Experimenten nur abgeraten werden.

Selbst dem Paprika *(Capsicum)* werden psychotrope Eigenschaften zugeschrieben, die umso ausgeprägter sind, je schärfer die Frucht ist. Dies hängt wohl vor allem mit dem Gehalt an *Capsaicin* zusammen, dem natürlich nach der Pflanze selbst benannten Alkaloid. Der Stoff kann auf-

15 *Chronic nutmeg psychosis.* N. Brenner, O.S. Frank, E. Knight, J R Soc Med, 1993

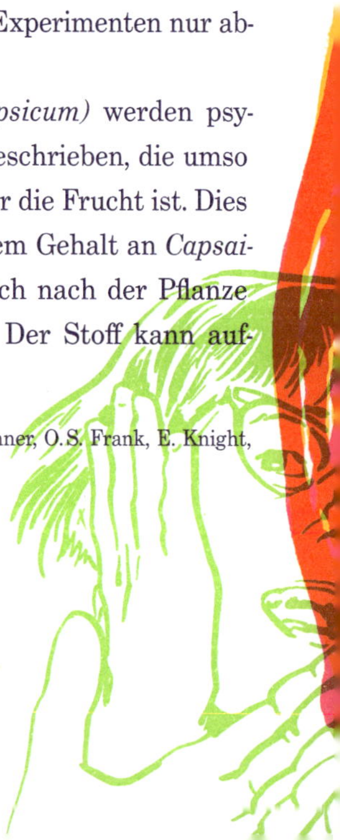

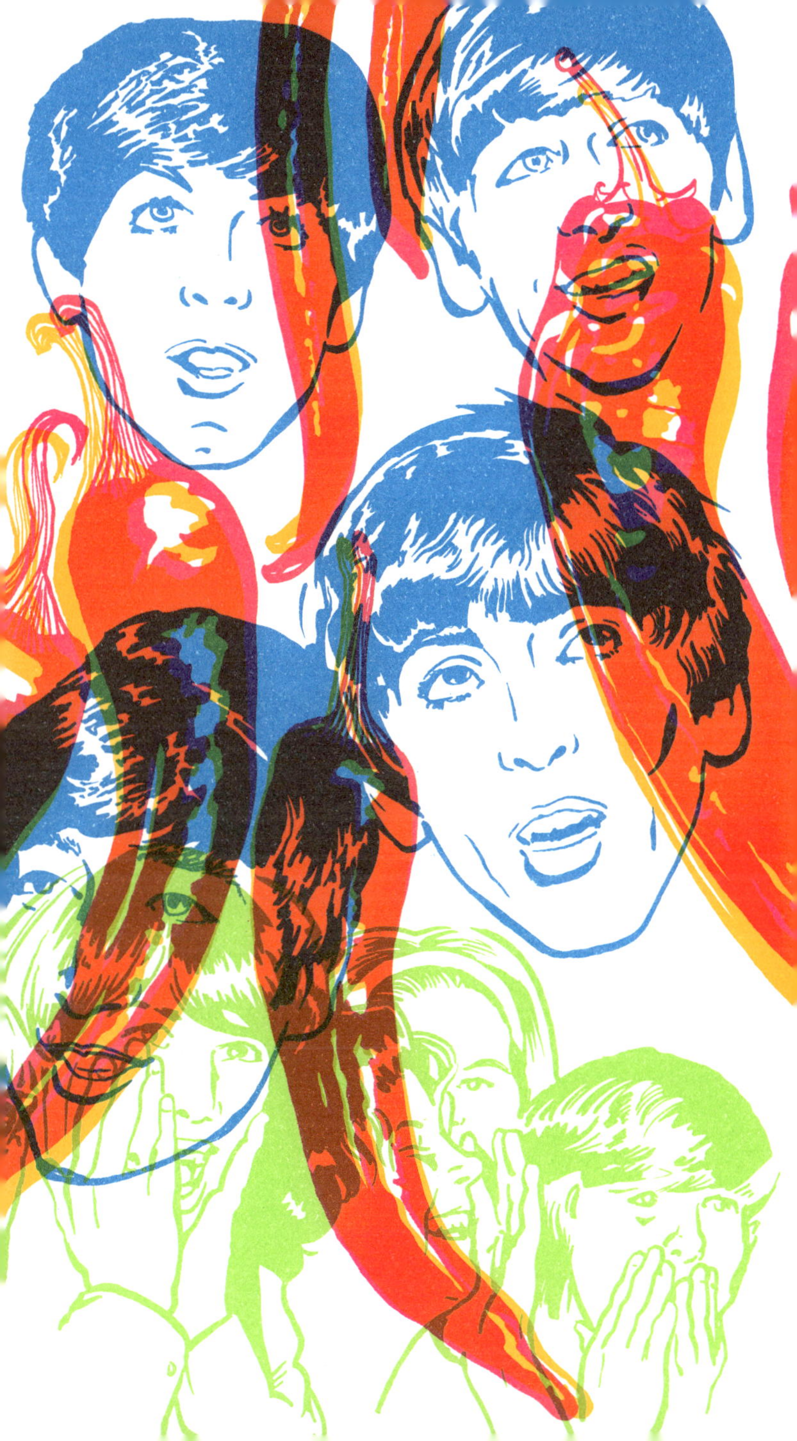

grund seiner biochemischen Eigenschaften direkt die Nervenenden von Schmerzrezeptoren an den Mundschleimhäuten reizen. Diese Nerven schützen uns normalerweise davor, zu heiße Speisen oder Getränke einzunehmen, die im Körper Schaden anrichten könnten. Deswegen werden Capsaicin-haltige Speisen auch als *scharf* oder im Englischen als *hot* empfunden, denn diese Wirkung ist nur eine Schmerzempfindung und keine der fünf Geschmacksempfindungen.

Als Reaktion auf den Schmerz schüttet der Körper eigene Schmerzhemmer aus, die sogenannten Endorphine, und das führt zum »Pepper high«. Je stärker die Capsaicin-Konzentration, desto höher wird dieses High erlebt. Homer Simpson erlebte in einer Folge einen »merkwürdigen Chili-Trip«.[16] Aber auch reale Personen beschreiben psychodelische Erfahrungen durch die Einnahme außergewöhnlich scharfer Paprika, die teilweise speziell auf diese Eigenschaft hin gezüchtet werden.

Die Hypothese, dass scharfe Speisen vor allem

16 El Viaje Misterioso de Nuestro Jomer (The Mysterious Voyage of Homer), Simpsons Episode 3F24, 1997

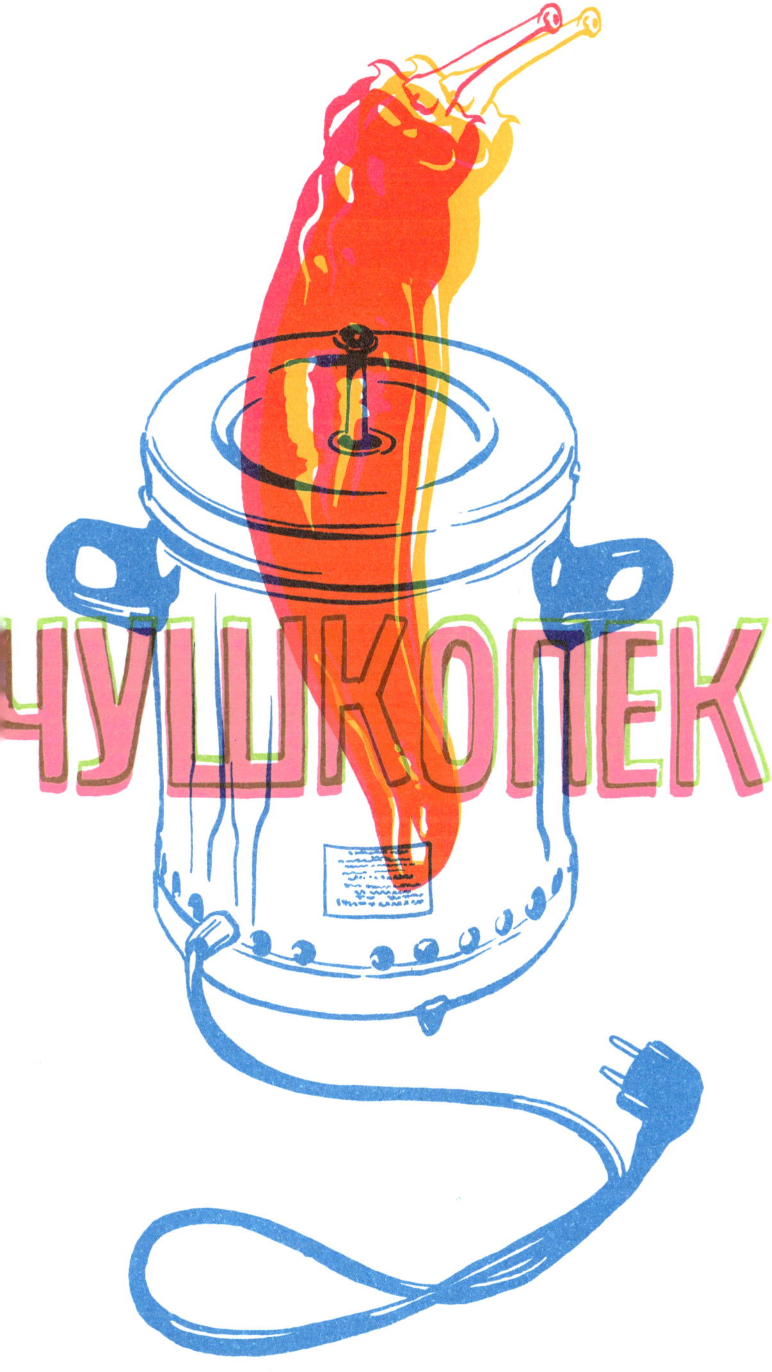
ЧУШКОПЕК

in warmen Weltregionen gegessen werden, hält einer genauen Betrachtung kaum stand. Dieser Umstand hängt wohl eher damit zusammen, dass Paprikapflanzen in Lappland oder dem Bayerischen Wald nicht so gut wachsen wie in Andhra Pradesh oder Szeged, und die Hypothese beruht wohl eher auf Voreingenommenheit denn auf faktenbasierter Betrachtung. So war die Korrelation zwischen stark gewürzten Speisen und Verkehrsunfällen höher als die zwischen Ersteren und klimatischen Faktoren.[17]

Hingegen soll an dieser Stelle darauf hingewiesen werden, dass ein Spezialgerät zum Rösten von Paprika von den Zuschauern des Bulgarischen Nationalfernsehens zur »Haushaltsrevolution des 20. Jahrhunderts« gewählt wurde und »Tschuschkopek« heißt.[18] Das Gerät röstet Paprika und andere Gemüse in weniger als fünf Minuten und fehlt in keinem bulgarischen Haushalt. Das hängt vielleicht nicht direkt mit unserem Thema zusammen,

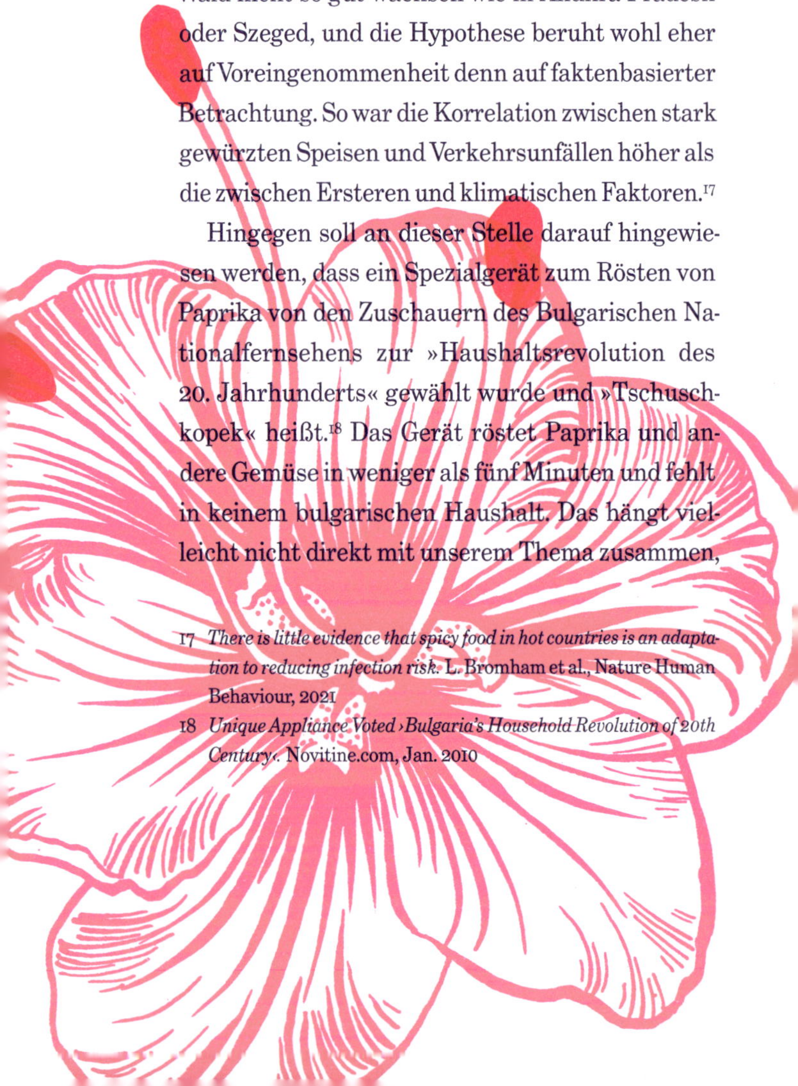

17 *There is little evidence that spicy food in hot countries is an adaptation to reducing infection risk.* L. Bromham et al., Nature Human Behaviour, 2021

18 *Unique Appliance Voted ›Bulgaria's Household Revolution of 20th Century‹.* Novitine.com, Jan. 2010

war aber einfach zu schön, um es Ihnen vorzuenthalten.

Das teuerste Gewürz der Welt wird aus den Griffeln des Safran-Krokus (Crocus sativus) gewonnen. Da jede Blüte nur wenige Griffel enthält, die sehr wenig wiegen, benötigt man bis zu 200 000 Blüten für ein Kilogramm des Gewürzes. Aber das Gewürz ist nicht nur dafür gut, Kuchen eindrucksvoll gelb zu färben. In den Herkunftsländern des Nahen und Mittleren Ostens galt Safran stets als Medizin. Zahlreiche Studien konnten nachweisen, dass Safran zur Behandlung leichter und mittelschwerer Depressionen ebenso effektiv ist wie Antidepressiva, dabei aber weniger Nebenwirkungen aufwies.[19]

Wenig überraschend kommt die Mehrzahl dieser Studien aus dem Iran, dem mit Abstand größten Produzenten des Gewürzes. Eine weitverbreitete Alternative zu den aktuellen Behandlungen wird Safran wohl dennoch nie werden, weil es mit einem Preis von etwa 10 Euro pro Gramm nicht

19 *The Efficacy of Saffron in the Treatment of Mild to Moderate Depression: A Meta-analysis.* B. Tóth et al., Planta Med, 2019

nur einer der teuersten Stoffe auf der Welt ist, sondern auch noch sehr viele Ressourcen wie Wasser und Energie bei seiner Erzeugung verbraucht. Unabhängig von der eigenen ökonomischen Situation sollte man private Studien mit Safran lieber unterlassen, da es durch seine Einnahme auch zu Vergiftungserscheinungen kommen kann. Die Einnahme von 10 Gramm kann bereits innere Blutungen auslösen, 20 Gramm gelten als tödlich. Insofern ist es ratsamer, Safran weiterhin ausschließlich dafür zu benutzen, um den Kuchen – wie es im Kinderlied heißt – »gehl« zu machen. Was auch immer das heißen soll.

BETRUNKENE AFFEN

Ethylalkohol

Die mit Sicherheit am weitesten verbreitete Art, Pflanzen zu einer psychoaktiven Substanz zu verarbeiten, ist wohl die alkoholische Gärung. Fast jede Pflanze, mit der das möglich ist, sei sie nun eine Rebe, eine Steinfrucht, eine Kernfrucht, ein Süßgras wie Gerste oder ein Spargelgewächs wie die Agave, wurde von den Menschen zu alkoholhaltigen Getränken vergoren. Das Wort *Alkohol* stammt dabei interessanterweise aus einer der wenigen Weltgegenden, in denen der Alkoholkonsum heute weniger verbreitet ist. *Al-Kuhl* war ursprünglich die arabische Bezeichnung von Spießglanzpulver und diente als Name für Essenzen, d. h. Stoffe, die durch Reduktionsverfahren wie zum Beispiel Destillation hergestellt wurden. Die genannte Substanz wurde von Paracelsus als *alcohol vini* beschrieben, also das Destillat des Weines. Später setzte sich allein der heutige Begriff durch.

Einige der ältesten schriftlichen Aufzeichnungen der Menschheit, sumerische Keilschrifttafeln aus Mesopotamien, beschäftigen sich mit der

Kunst des Bierbrauens.[20] Doch die menschheitsgeschichtlichen Wurzeln gehen noch weiter zurück. Schon Affen konsumieren gern und regelmäßig alkoholische Getränke. Lange konnten Studien nur zeigen, dass Affen die von Menschen hergestellten alkoholischen Getränke gern konsumierten, was unaufmerksame Touristen immer wieder dazu zwang, einen weiteren Cocktail zu bestellen, dessen Vorgänger von einem schnellen Affen geraubt worden war. Forschungen in Guinea belegen, dass Schimpansen dort gern und regelmäßig Palmwein aus Raphia-Pflanzen ernten. Mithilfe von Blättern angeln sie den in der Sonne vergorenen Saft der reifen Pflanzen, der durchschnittlich immerhin 3,5 Prozent Alkohol enthält.[21]

Der Biologe Robert Dudley stellte die Hypothese auf, dass ein gutes Gespür für Alkohol den großen evolutionären Vorteil hat, reife, also zuckerhaltige

20 *Die Bierbrauer von Babylonien.* E. Maier, MaxPlanckForschung 4/11

21 *Tools to tipple: ethanol ingestion by wild chimpanzees using leaf-sponges.* K. Hockings et al., Royal Society Open Science, 2015

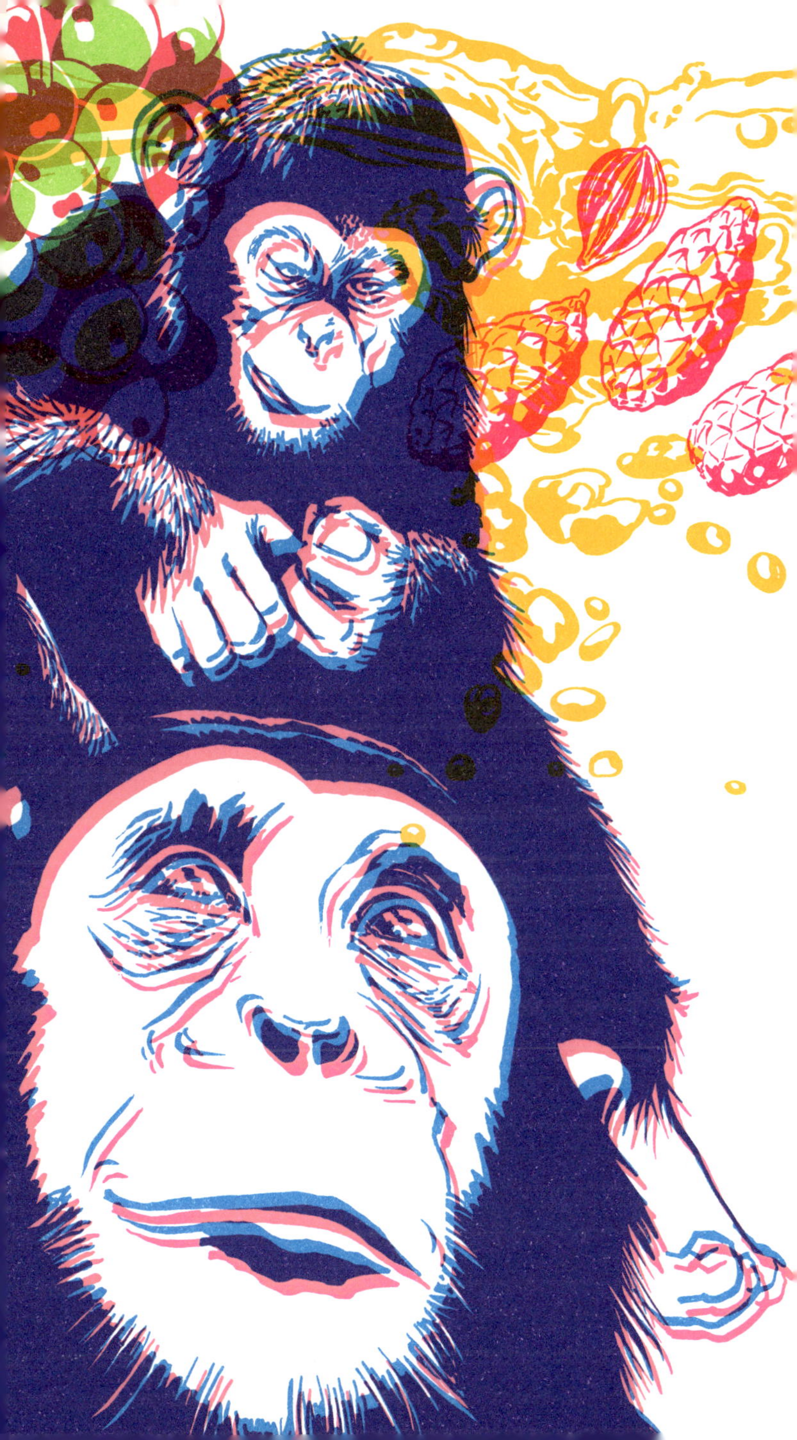

Früchte zu finden.[22] Aber auch für die Pflanzen hat die Alkoholbegeisterung von uns Primaten Vorteile – durch den Konsum der reifen Früchte bekommen ihre Samen praktisch Beine, die Früchte können sich so weit verbreiten. Aus seinem Buch habe ich zudem gelernt, dass man in Malaysia die doppelte Miete für sein Auto zahlen muss, wenn das Gefährt stark nach Durianfrüchten riecht.

Allerdings schreibt Dudley auch, dass dieser Vorteil der Wildnis in einer Welt des Überflusses zu Problemen führt. Denn die alkoholhaltigen Gärungsprodukte enthalten unter natürlichen Umständen praktisch nie mehr als 10 Prozent Ethanol und können selten häufiger als zweimal pro Jahr hergestellt werden, während in der modernen Welt hochprozentige Getränke täglich verfügbar sind. Die Alkoholkrankheiten können unter dieser »Drunken monkey hypothesis« als evolutionäre Überbleibsel betrachtet werden. Sie sind die Verbindung zwischen Flora, Fauna und uns.

22 *The Drunken Monkey: Why We Drink and Abuse Alcohol.* R. Dudley, University of California Press 2014

GÖTTERSPEISE

Theobroma cacao

Wenn man sich eingehender mit psychotropen Pflanzen beschäftigt, fallen bestimmte wiederkehrende Muster auf: Für die Verwendung der Pflanzen finden sich weit zurückgehende historische Belege, die Wirkung der Pflanzen wird den Göttern oder anderen überirdischen Kräften zugeschrieben und die Nutzung als Rauschmittel breitete sich durch Kontakt zwischen den Kulturen aus, das heißt, andere Menschen, die vom Genuss der Pflanze erfahren, ahmen diese Gewohnheit nach.

Nun ist die psychische Wirkung von *Theobroma cacao* nicht einwandfrei belegt, das heißt, unsere Wissenschaft ist trotz einiger Bemühungen noch nicht in der Lage, einen Zusammenhang zwischen bestimmten Inhaltsstoffen der Pflanze und einer psychischen Wirkung auf den Menschen herzustellen[23], aber alle anderen Anhaltspunkte sprechen

23 *Theobroma cacao L., the Food of the Gods: A scientific approach beyond myths and claims.* M. Rusconi, A. Conti, Pharmacological Research, 2010

stark dafür, dass *Theobroma* eine ganz besondere Pflanze ist.

Bereits in mehr als 3000 Jahre alten Tongefäßen konnten wissenschaftlich Spuren von Kakao-Getränken bei archäologischen Grabungen in ganz Mittelamerika nachgewiesen werden.[24] Verschiedene Urvölker des Kontinents verwendeten Kakaobohnen zur Herstellung von Getränken, aber auch als Währung. Nach der Mythologie der Maya erhielten die Menschen den Kakao von der gefiederten Schlange *Quetzalcōātl,* dem Gott der Weisheit. Der Kakao hatte bei ihnen auch einen eigenen Schutzpatron *Ek Chuah,* der auch Gott der Reisenden, des Handels und Wohlstandes war. Die Maya hielten im April ein jährliches Festival für Ek Chuah ab, bei dem neben Kakaobohnen, Federn und Weihrauch dem Gott auch ein Hund mit kakaofarbenen Flecken geopfert wurde. In einer der wenigen erhaltenen Schriften der Maya, dem *Codex Madrid,* finden sich Abbildungen von Priestern, die als Opfergabe

24 *Cacao Residues in Ancient Maya Vessels from Rio Azul, Guatemala.* G. D. Hall et al., American Antiquity, Jan. 1990

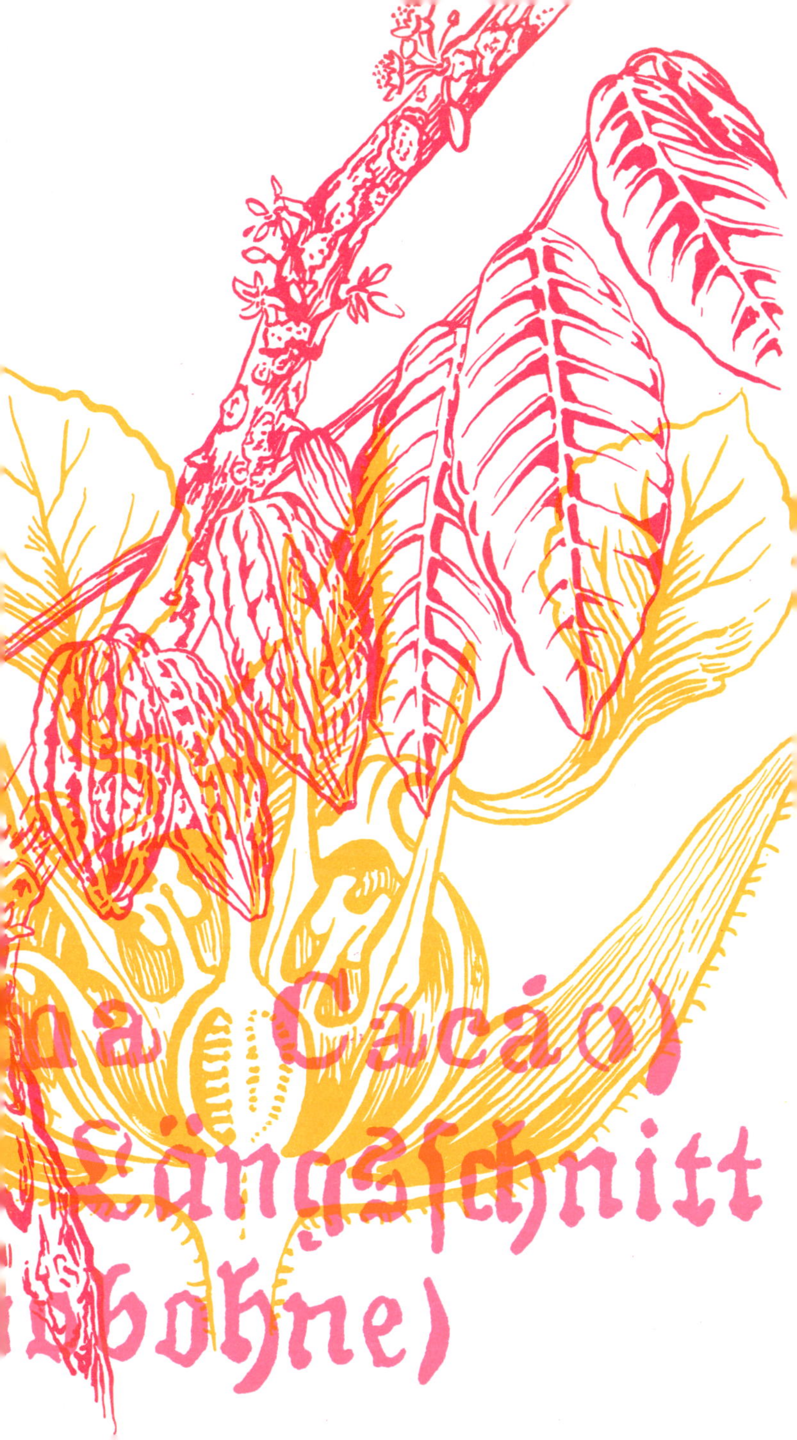
na (Cacao)
(Längsschnitt
bohne)

für die Götter ihr eigenes Blut auf Kakaobohnen tropfen lassen.

Ganz offensichtlich spielte der Kakao eine große Rolle in diesen alten Kulturen. Die nachweisliche Verwendung der Bohne für die Zubereitung von Getränken ist auch deshalb so bemerkenswert, da der Kakaobaum in der Natur eine Höhe von über 15 Metern erreicht, wo auch seine Früchte zu finden sind. Die Nutzung seiner Früchte bedarf also einiger menschlicher Anstrengung und ist keinesfalls ein zufälliges Ereignis.

Schon bald nach der Heimsuchung Mittel- und Südamerikas durch europäische Eroberer fand auch die Kakaobohne ihren Weg nach Europa. Besonders nachdem man entdeckt hatte, wie man der natürlichen Bitterkeit des Kakaogeschmacks durch das Süßen des Getränks mit Zucker oder Honig entgegenwirken konnte, gab es bald kein Halten mehr. Das Getränk erfreute sich größter Beliebtheit in höfischen Kreisen, ihm wurden allerlei wundersame Wirkungen, von Aphrodisiakum bis Magenheilung, zugesprochen. Immerhin gab auch Carl von Linné der Pflanze in seiner Systematik den Namen »Götterspeise«: *Theobroma*.

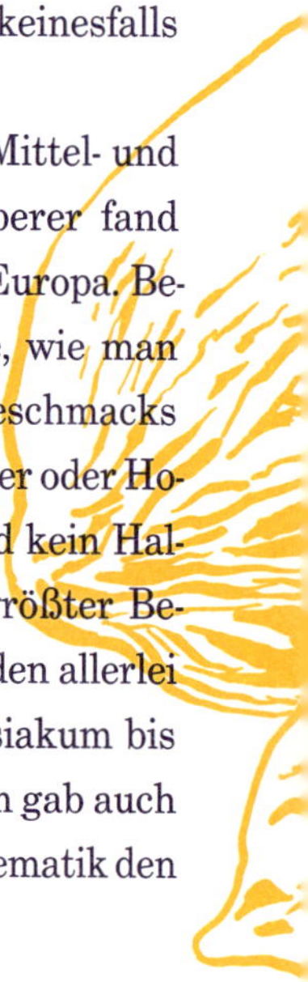

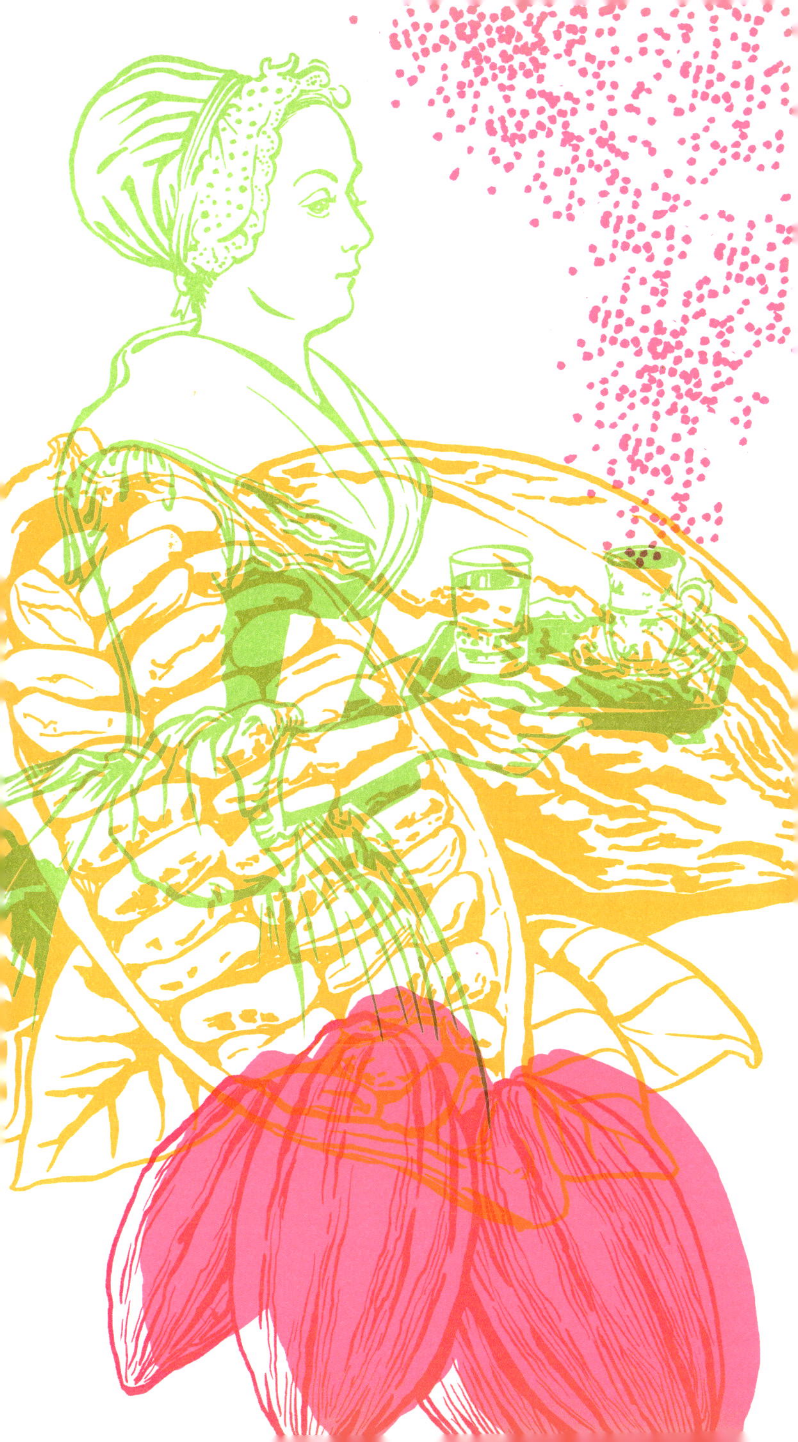

Der Kakaodurst und Schokoladenappetit verbreitete sich bald in ganz Europa und schuf eine ganze Industrie der Verarbeitung der Bohnen, des Trennens der Bestandteile und der Verarbeitung der verschiedenen Produkte wie Kakaobutter und -pulver. Der holländische Chemiker Coenraad van Houten versetzte das Pulver mit Carbonat-Salzen, was zu einer weiteren Reduktion der Bitterstoffe führte, ein Vorgang, der bis heute für Schokoladentrinkpulver angewandt und *van-Houten-Prozess* genannt wird. In der Herkunftsregion richteten die kakaogierigen Europäer großen Schaden an. Durch eingeschleppte Krankheiten gab es bald nicht mehr genügend Arbeiter vor Ort, sodass man Menschen in Afrika für die Kakaoernte versklavte und nach Mittelamerika verschleppte.[25]

Großen Einfluss auf die Wahrnehmung der Schokolade hatte sicher das Buch »Die therapeutischen Tugenden der Schokolade« des französischen Arztes Hervé Robert.[26] Er postulierte, dass die pharma-

25 *The True History of Chocolate*. S. Coe, M. Coe, Thames & Hudson 2019

26 *Les vertus thérapeutiques du chocolat.* H. Robert, Edition Artulen 1990

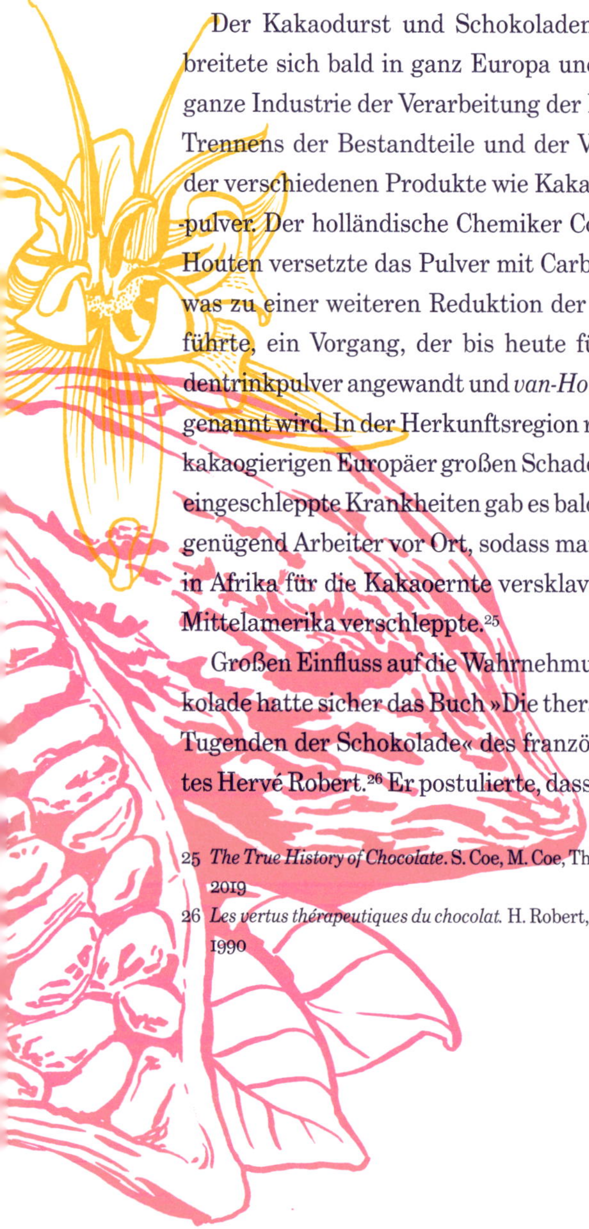

kologischen Inhaltsstoffe wie Koffein, Theobromin, Serotonin und Phenylethylamin eine Art »Tonikum« konstituieren, die in ihrem Zusammenspiel antidepressiv und stressreduzierend wirken und so das Vergnügen an freudvollen Aktivitäten, einschließlich Sex, erhöhen.

2016 erregte ein Bericht Aufsehen, der den drogenartigen Konsum von Kakao als neuesten Trend der Berliner Partyszene darstellte: Hunderte von Menschen, die dicht gedrängt die Nächte durchtanzten, angetrieben nur vom Beat und von Kakao. Der belgische Chocolatier Dominique Persoone habe sogar den sogenannten *Chocolate Shooter* erfunden, damit man das geile Pulver direkt schnupfen könne.[27] Dieser Bericht wurde viel zitiert, weil Berlin als einer der wichtigsten Partyplätze überhaupt galt. Doch seitdem habe ich davon nie wieder gehört oder gelesen, was entweder daran liegen könnte, dass ich zu weit entfernt von der Berliner Partyszene bin oder sich Kakao ge-

27 *The Party Drug That Will Give You a Sweet High.* L. Nguyen-Okwu, Ozy, Mai 2016

genüber den anderen Drogen nicht durchsetzen konnte.

Weiterführende Forschungen konnten übrigens das Postulat von Dr. Robert leider nicht bestätigen. Und auch wenn die DNA-Sequenz von *Theobroma cacao* in einem durch die Konkurrenten *Mars* und *Hershey* finanzierten wissenschaftlichen Wettkampf schon 2010 vollständig entschlüsselt werden konnte,[28] bleibt doch das Geheimnis der Wirkung des Kakaos auf die Menschen und ihre Psyche weiterhin verborgen. Zumindest mein persönlicher Kakaogenuss wird durch dieses Geheimnis noch gesteigert. Wie schön, dass wir noch völlig Unerforschtes genießen können! Und auch wenn der naturwissenschaftliche Beweis für die Wirkung von Schokolade als Aphrodisiakum fehlt, so ist ihre Rolle als Vermittlerin der Liebe doch bis heute kaum bestreitbar.

28 *Rival Candy Projects Both Parse Cocoa's DNA*. New York Times, 15. Sept. 2010

GEILE ZIEGEN UND GEPFEFFERTE MÖNCHE

Pflanzen im Bett

Nahezu bei allen psychoaktiven Pflanzen wird sich früher oder später ein Hinweis auf ihr Potenzial als Aphrodisiakum finden. Avocado, Kürbiskerne, Alraune, Erdbeere – ihnen allen wird eine aphrodisierende Wirkung zugeschrieben. Teilweise verbirgt sich dahinter ein symbolistischer Glaube – der Schöpfergott habe durch die Form bestimmter Pflanzen einen Hinweis auf deren Wirkung geben wollen. Darum gelten Spargel, Meerrettich, Bananen und Aronstabgewächse als Liebesmittelchen.

Das Auspeitschen mit frischen Brennnesseln sollte *sämtliche* lahmen Glieder beleben. Die Wirkung einer solchen Behandlung wird niemand bezweifeln, inwiefern die Tortur noch mit Liebe oder Leidenschaft zu tun hat, möge ein jeder und eine jede für sich entscheiden.

Die spanische Fliege ist leider kein pflanzliches Aphrodisiakum, das Mittel wird aus Ölkäfern gewonnen. Es führt auch eher zu Schmerzen im Genitalbereich, die wiederum schmerzhafte Dauererektionen zur Folge haben können, und es ist außerdem in Dosen von 35 mg bereits tödlich. Livia Drusilia, Frau des römischen Kaisers Augustus, soll ihren Gästen die Droge gereicht haben, um sich an ihren sexuellen Ausschweifungen zu ergötzen. Aber, wie gesagt, die spanische Fliege ist keine Pflanze und es ist auch unbekannt, wie die entsprechenden Käferarten das Gift produzieren, und so müssen wir das Mittel hier leider unerwähnt lassen.

Offensichtlich wirksam scheint jedoch *Ptychopetalum olacoides* zu sein, ein sandelholzartiges Gewächs aus dem Amazonasgebiet, das von den dortigen Einwohnern *Muira Puama* genannt wird. Dieser Name soll übersetzt in etwa »Potenzholz« bedeuten und die Pflanze wird in dieser Art seit Langem von den indigenen Völkern benutzt und ist seit Jahrzehnten fester Bestandteil brasilianischer Kräutermedizin. Es wird nicht nur für Potenzstörungen, sondern auch bei Menstruationsbeschwerden und Sodbrennen eingesetzt. Das deutet darauf hin, dass seine Inhaltsstoffe die glatte Muskulatur im ganzen Körper positiv beeinflussen können. Tatsächlich konnten Studien zeigen, dass *Muira Puama* nicht nur die Sexualfunktion bei Männern

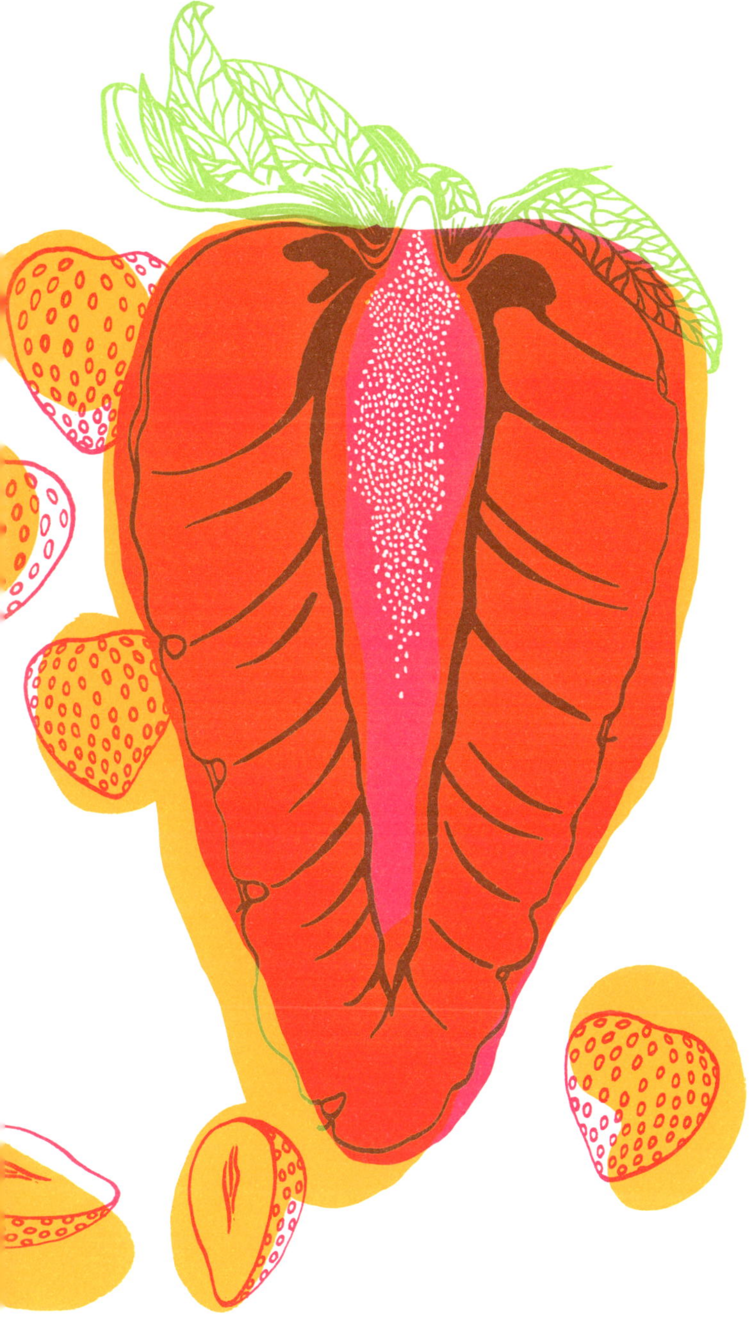

verbessert, sondern auch das Sexualleben von Frauen.[29]

Ebenfalls gleichermaßen nutzbringend für Männer und Frauen sollen Auszüge aus den Elfenblumen sein. Im Deutschen werden die Pflanzen auch *Sockenblumen* genannt, im Englischen etwas deutlicher *Feenflügel* (fairy wings) oder ganz direkt *Kraut der Geilen Ziege* (horny goat weed). Die im Handel erhältlichen Produkte enthalten meist so wenig Icariin, dass sie bedenkenlos eingenommen werden können, aber auch eine Wirkung über den Placeboeffekt hinaus nicht zu erwarten ist. Andererseits werden ernsthafte Experimente mit diesem Stoff durchgeführt. So konnte bei hormonell kastrierten Ratten eine verbesserte Erektion durch Icariin ohne Steigerung des Testosteronspiegels nachgewiesen werden.[30] Doch muss vor Eigenexperimenten mit den Pflanzen aus den bekannten Gründen ausdrücklich gewarnt werden: Es ist un-

29 *Effects of Herbal vX on libido and sexual activity in premenopausal and postmenopausal women.* J. Waynberg, S. Brewer, Advances in Therapy, Sept. 2000

30 *Effects of icariin on erectile function and expression of nitric oxide synthase isoforms in castrated rats.* W.-J. Lui et al., Asian Journal of Andrology, Dez. 2005

klar, ob sich die gewünschte Substanz in genau dem Exemplar der Elfenblume befindet, die man gerade vor sich hat, es ist ebenso unklar, wie viel Icariin sich darin befindet und welche anderen Stoffe womöglich noch darin sind. Vor allem Schwangere und Stillende sollten die Finger davon lassen.

Die Rinde des zentralafrikanischen Yohimbe-Baums wurde von den Massai in Initiationsritualen benutzt. Tatsächlich konnte für das darin enthaltene Yohimbin eine hemmende Wirkung auf sogenannte α2-Adrenorezeptoren nachgewiesen werden. Das führt nicht nur zu einer Übelkeit hemmenden Wirkung, sondern auch zum Anschwellen des Penis. Es war daher in Europa lange Jahre das wichtigste medizinische Potenzmittel[31] und war unter anderem als *Sexanorma* in Apotheken verschreibungspflichtig erhältlich. Doch das Bundesinstitut für Arzneimittel und Medizinprodukte zog yohimbinhaltige Medikamente 1987 aus dem Verkehr, da aus seiner Sicht die Wirkung zu wenig belegt und die Sicherheit nicht gewährleistet war.

31 *Yohimbine for erectile dysfunction: a systematic review and meta-analysis of randomized clinical trials.* E. Ernst, M.-H. Pittler, Journal of Urology, 1998

Doch alle Kräuterchen und Wurzelextrakte verloren ihre Bedeutung, als in den 1990er-Jahren die sogenannten PDE-Hemmer auf den Markt kamen. Die Firma Pfizer hatte Anfang der 1990er ein Mittel zur Erweiterung der Herzkranzgefäße getestet. Diese spezielle Gefäßwirkung konnte durch das Medikament nicht erreicht werden, dennoch wurde es ein riesiger Erfolg. PDE-Hemmer haben den Vorteil, dass sie ihre Wirkung nur in Verbindung mit sexuellem Verlangen entfalten und die betroffenen Männer nicht anlasslosen Erektionen ausgesetzt sind.

Doch die Natur hat nicht nur die Steigerung des Sexualtriebs, sondern zumindest auch ein *An*aphrodisiakum im Angebot. Im Mittelmeerraum wächst der Keuschbaum, auch Liebfrauenbettstroh oder Mönchspfeffer genannt. Selbst sein lateinischer Name Vitex agnux-castus bedeutet »frommes Lamm«. Laut griechischer Mythologie wurde die höchste Göttin Hera auf Samos unter einem Keuschlammbusch geboren und hatte ebenda einmal jährlich Sex mit ihrem Göttergatten Zeus, was den Vorteil hatte, dass Hera so ihre Jungfräulichkeit erhalten konnte.

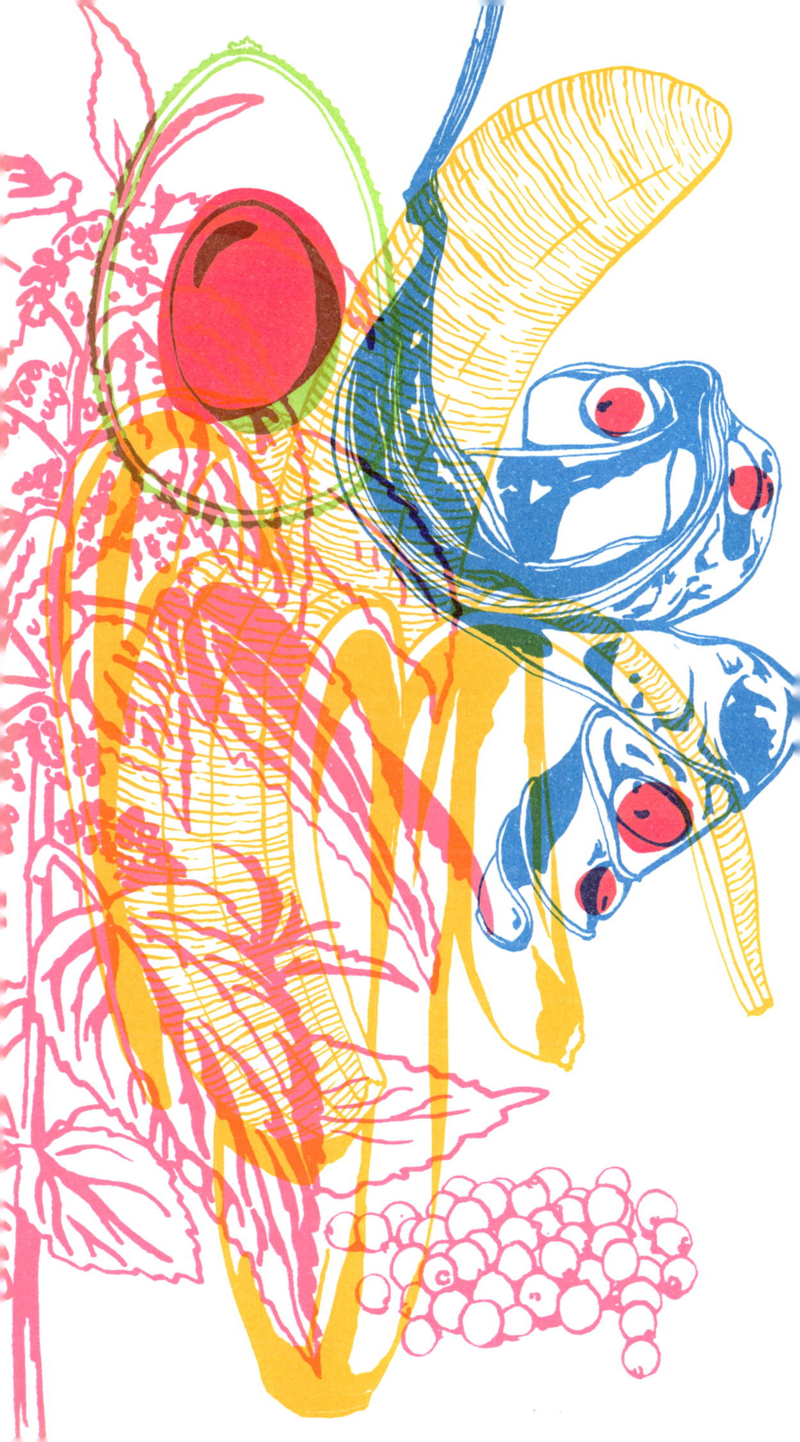

Passend zum Zölibat findet sich die Pflanze in vielen Klostergärten, denn das Kraut »nimmt die Begierde zum Venushandel«, wie es in Mattiolis *Kreuterbuch* von 1626 steht. Die libidohemmende Wirkung stand nicht gerade im Interesse der wissenschaftlichen Forschung der Neuzeit, aber immerhin konnte gezeigt werden, dass die Einnahme von Mönchspfeffer zu einem leichten Anstieg des Hormons Prolaktin führt. Darauf wird auch die eindeutig positive Wirkung des Stoffs bei prämenstruellen Beschwerden zurückgeführt.[32]

Es ist insofern leicht vorstellbar, dass die Einnahme von Mönchspfeffer bei Männern zu einer Reduktion ihres Sexualtriebs führen könnte. Das alles hat aber nichts zu tun mit dem hundert Jahre alten Mythos vom *Hängolin,* einem Präparat, das angeblich Soldaten, Strafgefangenen oder Internatsschülern ins Essen gemischt wird, um deren sexuelle Appetenz zu vermindern und so Masturbation und homosexuelle Handlungen zu verhindern. Von diesem Stoff wird seit dem Ersten Weltkrieg geraunt, ohne dass es dafür einen handfesten Beleg gäbe.

32 *Vitex agnus castus for premenstrual syndrome and premenstrual dysphoric disorder: a systematic review.* R. Cerqueira et al., Arch Womens Mental Health, Dez. 2017

Überhaupt liegt praktisch allen der hier genannten Stoffe und Mittel ein sehr beschränktes Bild der menschlichen Sexualität zugrunde, nämlich das der Penetration einer Vagina durch einen erigierten Penis. Zum Glück verbreitet sich die Information, dass dies bei Weitem nicht die einzige Art der Sexualität ist, die zwischen zwei (oder mehr) Liebenden möglich ist. Erlaubt ist, was gefällt, und befriedigt ist, wer sich befriedigt fühlt. Niemand braucht dieses oder jenes Mittel einzunehmen, um die genannte Leibesübung durchführen zu können, wenn er oder sie auch so glücklich und zufrieden ist.

Lustig erscheint uns in dem Zusammenhang die Anleitung zum Gebrauch des Bilsenkrauts als Aphrodisiakum: Es sollte seine Wirkung entfalten, indem man die Innenseiten der Oberschenkel mit einer daraus hergestellten Salbe einreibt.[33] Ich bin mir sicher, dass diese Behandlung gut funktioniert, selbst wenn die Salbe kein Bilsenkraut enthalten sollte, besonders wenn die Liebeswilligen diese Behandlung bei ihrem Partner in aller gebotenen Zärtlichkeit vornehmen.

33 *Aphrodisiaka: Liebeskraft durch Pflanzen?* S. Gibis, Apotheken-Umschau, 10/2018

Inhalt

Das Buch

Gekaute Blätter, geraspelte Rinde, gerauchte Blüten – was den Konsum psychoaktiver Pflanzen angeht, sind wir Menschen seit jeher kreativ und probierfreudig. Jakob Hein, seines Zeichens praktizierender Psychiater und Doctor medicinae, hat für dieses Buch einen bunten Strauß von besonders kuriosen, exotischen und gemeinen Vertretern der psychotropen Flora zusammengestellt. So findet man hier Elfenblumen, Mönchspfeffer, Wutkraut und grüne Feen. Aber auch verschiedene Pflanzen und Substanzen, die man eigentlich aus dem Gewürzregal oder dem Blumenladen kennt. Wussten Sie, dass Paprika-Konsum zum »Pepper high« führen kann und das Allheilmittel Salbei zu Halluzinationen? Und so manche psychoaktive Pflanze hat sogar schon Kulturgeschichte geschrieben: So finden sich Hinweise auf die Kunst des Bierbrauens bereits auf sumerischen Keilschrifttafeln. Doch eins ist sicher: Selten gab es einen Trip von solch farbenprächtiger Art, wie ihn Jakob Hein und Kat Menschik in diesem Buch ihren Lesern schenken!

Der Autor

JAKOB HEIN ist Schriftsteller und Psychiater. Er hat zahlreiche Romane geschrieben, zuletzt *Der Hypnotiseur oder Nie so glücklich wie im Reich der Gedanken* (2022). Sein Buch *Hypochonder leben länger und andere gute Nachrichten aus meiner psychiatrischen Praxis* (2020) stand wochenlang auf der SPIEGEL-Bestsellerliste.

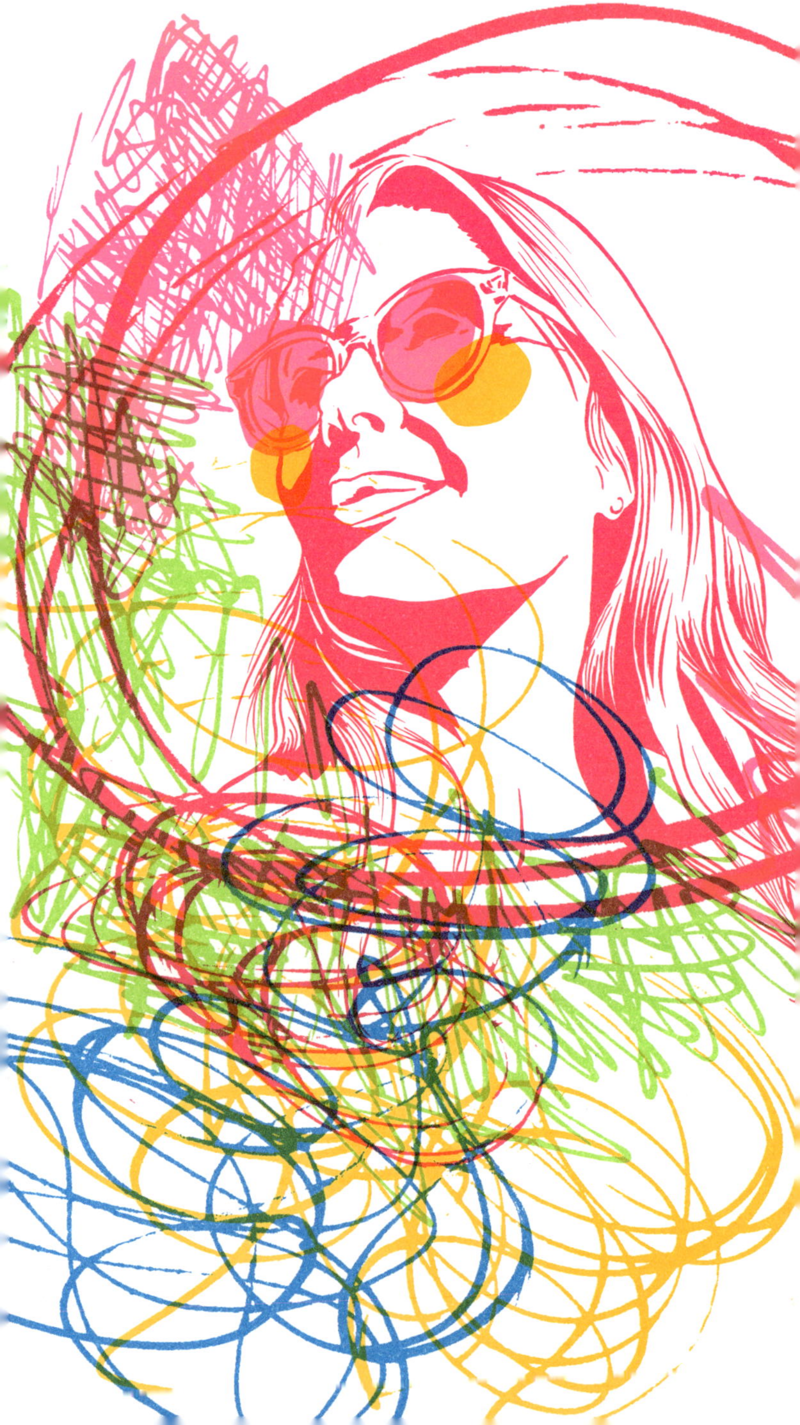

KAT MENSCHIK
IM FARBRAUSCH

Die Illustratorin

KAT MENSCHIK ist freie Illustratorin. Die von ihr herausgegebene und gestaltete Reihe der *Lieblingsbücher* ist Kult und wird von Autoren, Kritikern und Lesern gleichermaßen geliebt. Dort erschienen zuletzt *Kat Menschiks & des Diplombiologen Doctor Rerum Medicinalium Mark Beneckes illustrirtes Thierleben* (2020), *Mitte* von Volker Kutscher (2021) sowie *Djamila* von Tschingis Aitmatow (2022).

DIESES BUNTE BUCH WURDE MIT SECHS EINZELN ANGEMISCHTEN ECHTFARBEN GEDRUCKT.

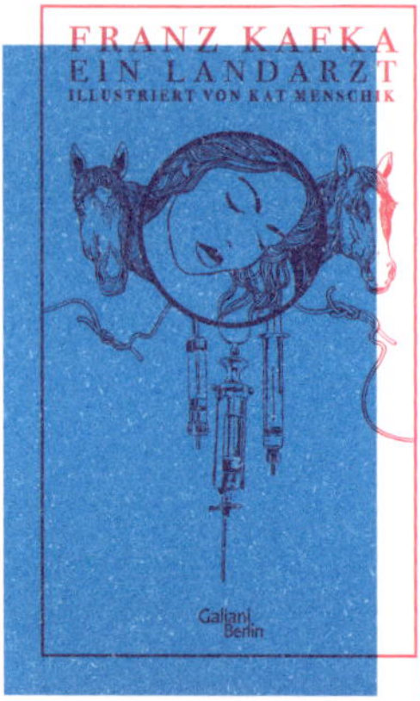

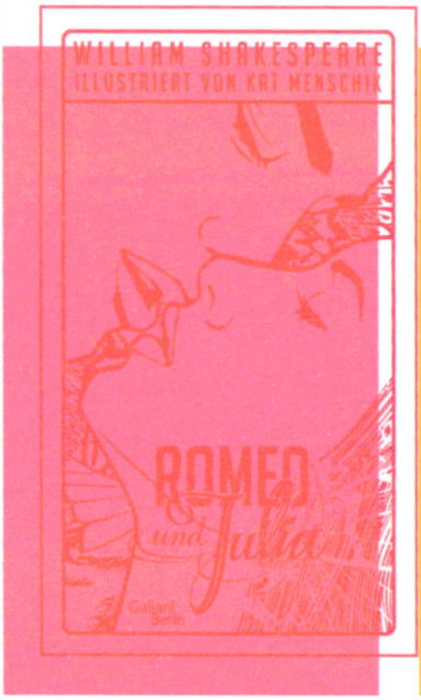

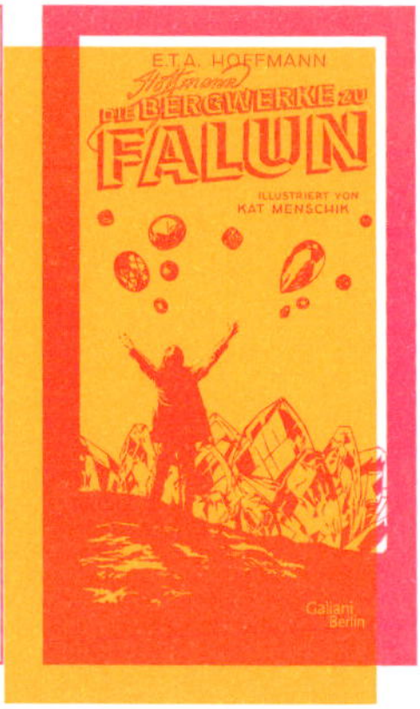

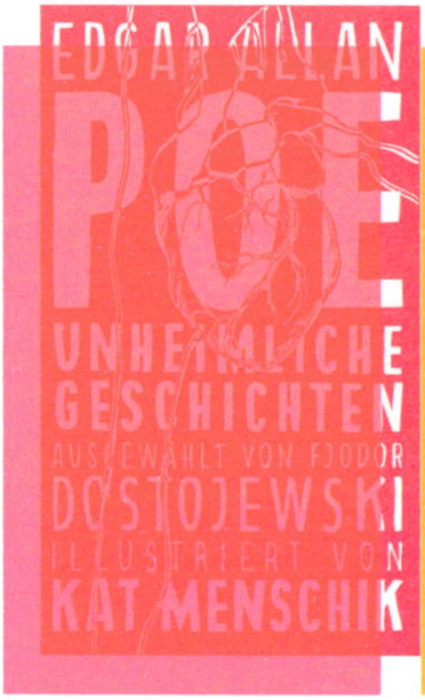

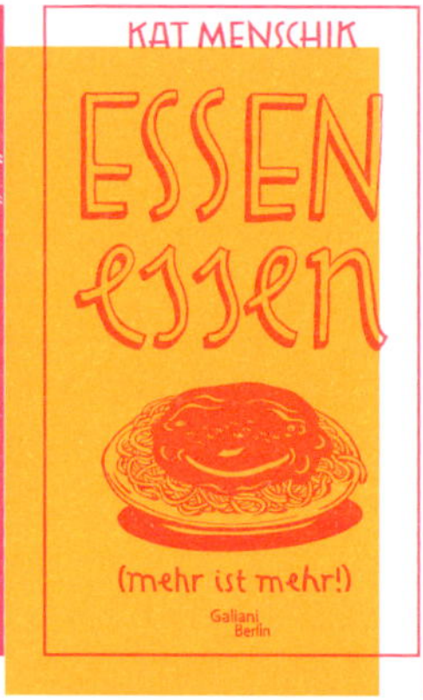

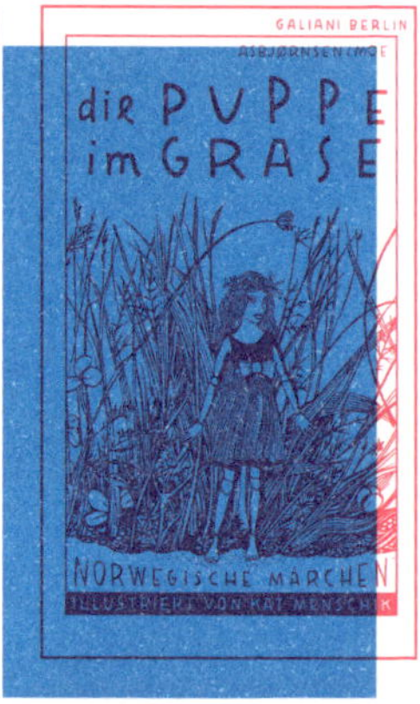

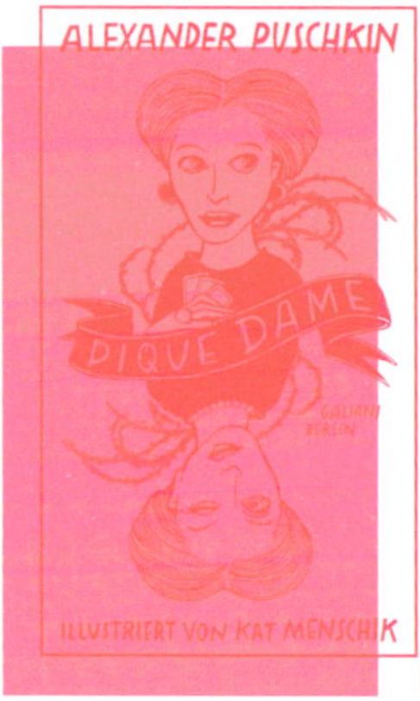

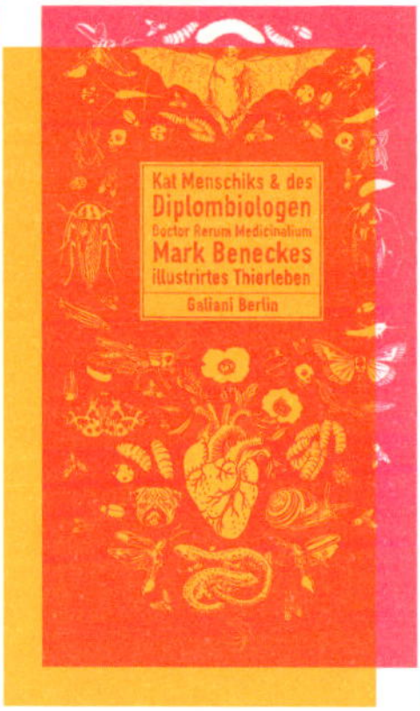

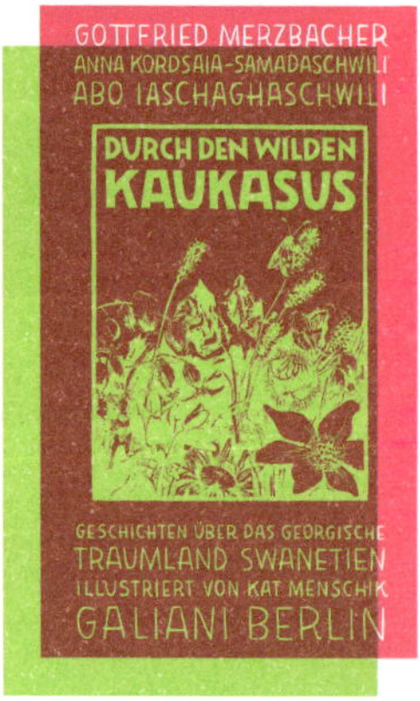

BISHER IN DER

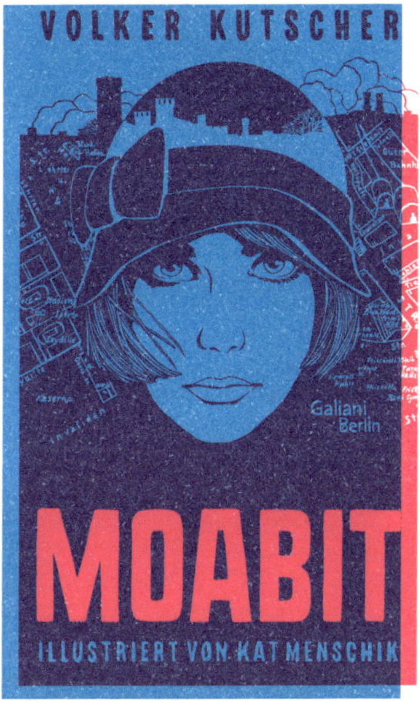

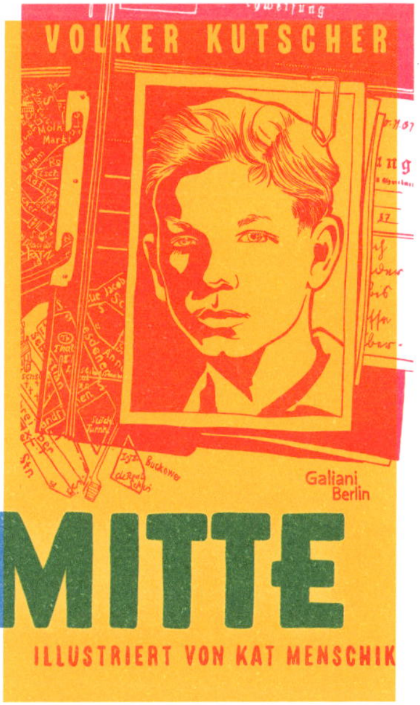

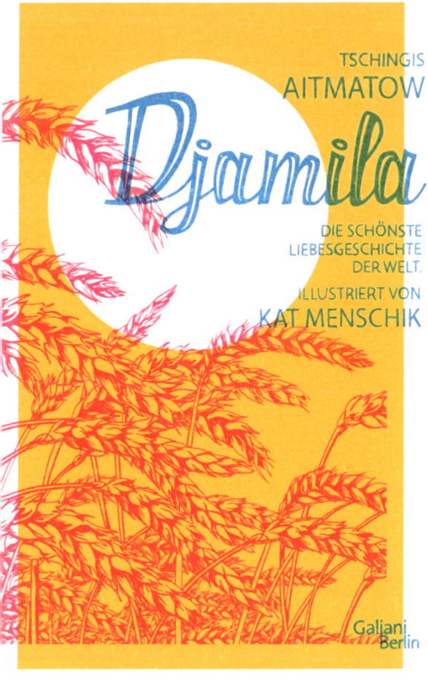

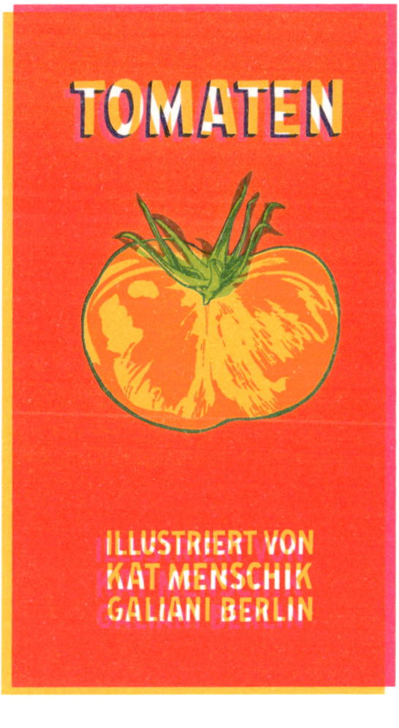

REIHE DER LIEBLINGSBÜCHER ERSCHIENEN.

Aus Verantwortung für die Umwelt hat sich der *Verlag Galiani Berlin* zu einer nachhaltigen Buchproduktion verpflichtet. Der bewusste Umgang mit unseren Ressourcen, der Schutz unseres Klimas und der Natur gehören zu unseren obersten Unternehmenszielen.

Gemeinsam mit unseren Partnern und Lieferanten setzen wir uns für eine klimaneutrale Buchproduktion ein, die den Erwerb von Klimazertifikaten zur Kompensation des CO_2-Ausstoßes einschließt.

Weitere Informationen finden Sie unter *www.klimaneutralerverlag.de*

1. Auflage 2022

Verlag Galiani Berlin

Illustrationen und Umschlaggestaltung Kat Menschik
Lektorat Esther Kormann
Gesetzt aus der Grad
Satz Buch-Werkstatt GmbH, Bad Aibling
Druck und Bindung Mohn Media Mohndruck GmbH, Gütersloh
ISBN 978-3-86971-261-1

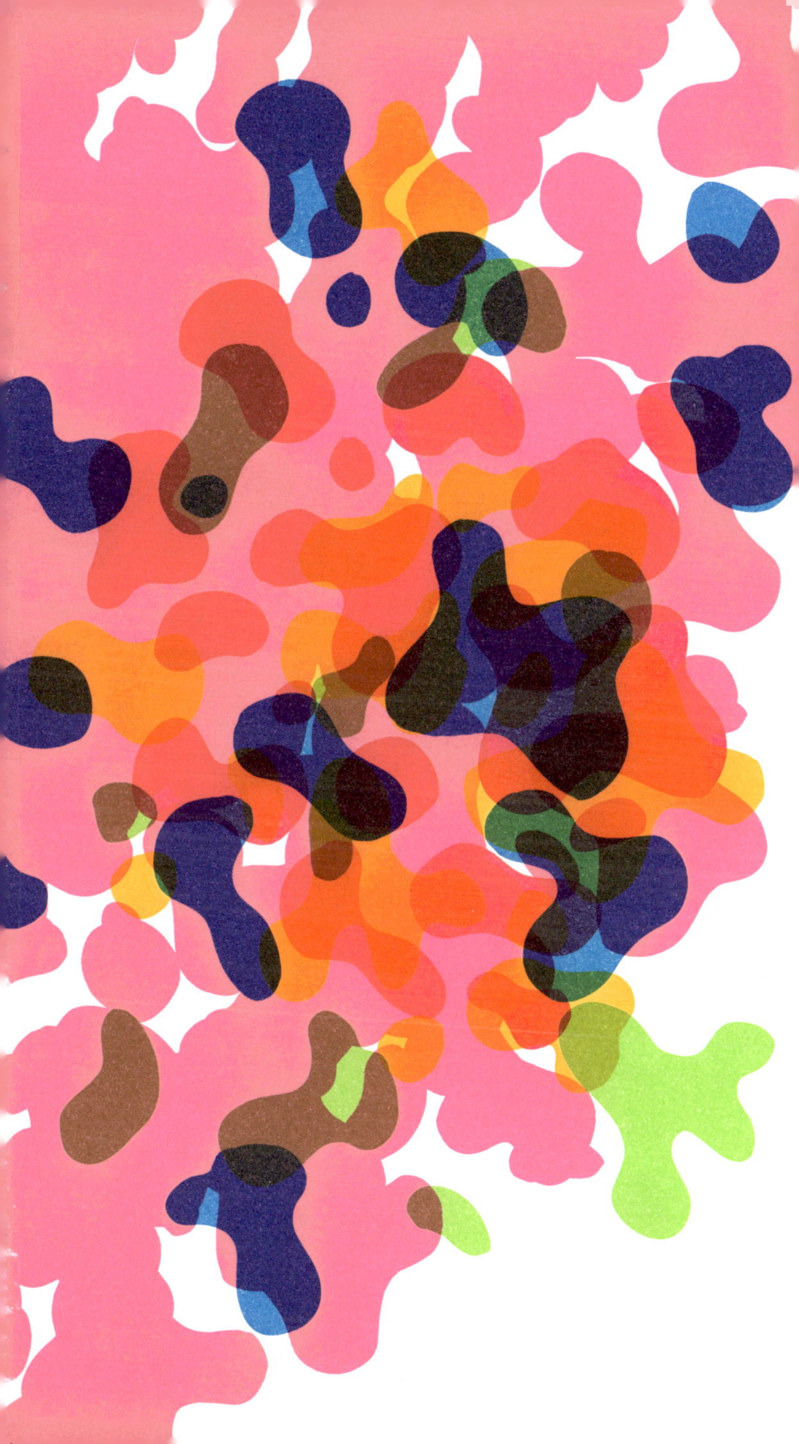

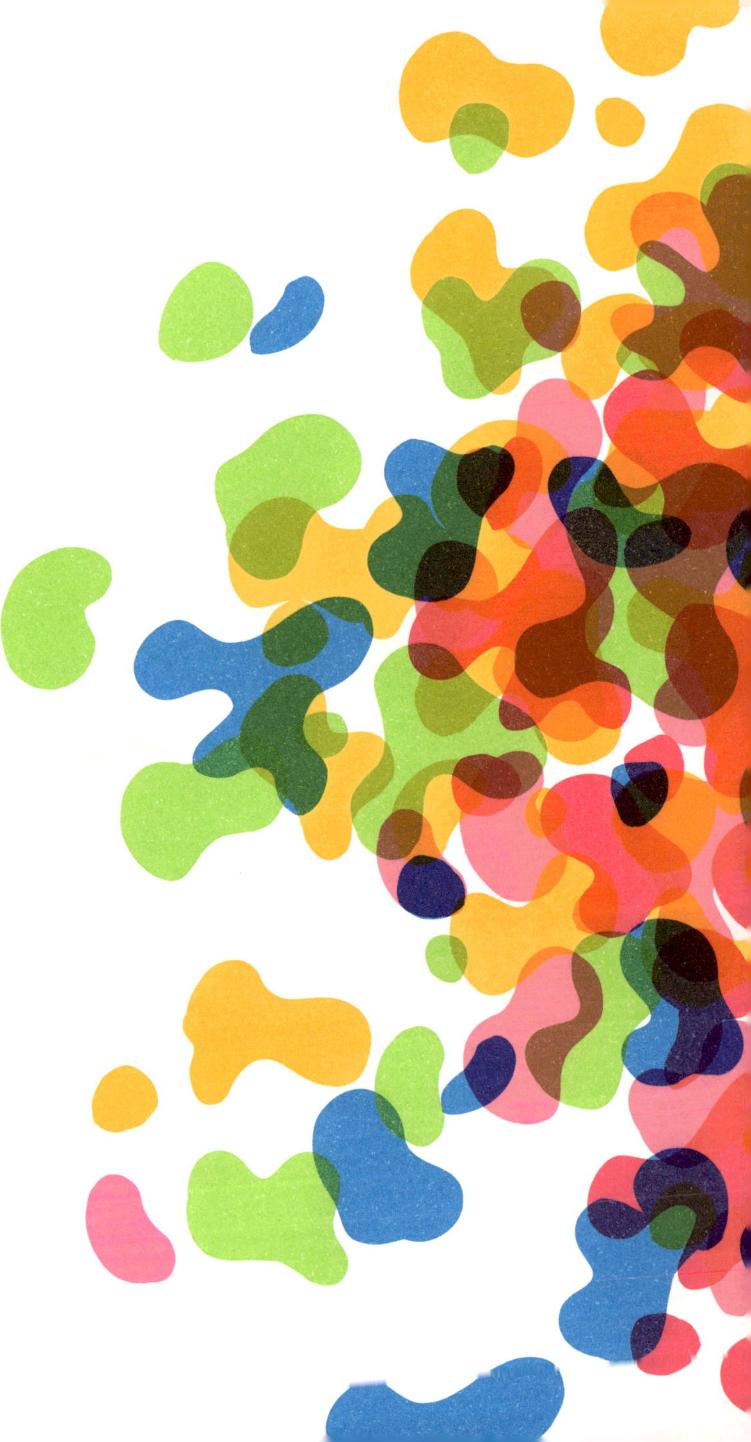